BEITRÄGE

ZUR

KENNTNIS DER ERMÜDUNG DES MUSKELS.

AKADEMISCHE ABHANDLUNG,

WELCHE

MIT GENEHMIGUNG DER MEDIZINISCHEN FAKULTÄT

DER

KAISERL. ALEXANDERS-UNIVERSITÄT IN FINNLAND

IM HIST.-PHIL. HÖRSAAL

AM 14. SEPTEMBER 1909, UM 10 UHR VORMITTAGS

ÖFFENTLICH VERTEIDIGT WIRD

VON

K. TASKINEN,

MED. LIC.

LEIPZIG

VEIT & COMP.

1909

Diese Arbeit erscheint im
„*Skandinavischen Archiv für Physiologie*". Bd. XXIII. 1909.

Druck von Metzger & Wittig in Leipzig

Inhalt.

I. Geschichtliche Einleitung.

In seiner bekannten Arbeit über Muskelbewegung sagt Eduard Weber[1] unter anderm: „Die Elastizität des tätigen Muskels ist sehr veränderlich, sie verändert sich bei Fortsetzung der Tätigkeit immer weiter. Diese fortschreitende Abnahme der Elastizität bei fortgesetzter Tätigkeit ist die Ursache der Erscheinungen der Ermüdung und der großen Kraftlosigkeit, welche die Muskeln während derselben zeigen.“ Schon Weber war die abnehmende Kontraktilität des Muskels während der fortschreitenden Ermüdung bekannt.

In den bahnbrechenden Arbeiten von Helmholtz[2, 3] wurde dann dargelegt, daß die Muskelkurve, die vom ermüdeten Muskel gezeichnet wird, gedehnter als die des nicht ermüdeten Muskels ist, sowie daß die Zuckungsdauer immer länger wird, je weiter die Ermüdung fortschreitet.

Diese wichtige Beobachtung wurde später unter anderen von Harless,[4] Marey[5] und Volkmann[6] bestätigt.

---

[1] Eduard Weber, Muskelbewegung. Wagners *Handwörterbuch der Physiologie.* 1846. Bd. III. Abt. 2. S. 122.

[2] H. Helmholtz, Messungen über den zeitlichen Verlauf der Zuckung animalischer Muskeln und die Fortpflanzungsgeschwindigkeit der Reizung in den Nerven. *Arch. f. Anat. u. Physiol.* 1850. S. 276.

[3] Derselbe, Messungen über Fortpflanzungsgeschwindigkeit der Reizung in den Nerven. *Ebenda.* 1852. S. 199.

[4] E. Harless, *Sitzungsber. d. königl. bayr. Akad. d. Wissensch.* 1861. S. 43.

[5] E. J. Marey, Études graphiques sur la nature de la contraction musculaire. *Journ. de l'anat. et de la physiol.* 1866. p. 225.

[6] A. W. Volkmann, Die Ermüdungsverhältnisse der Muskeln. *Arch. f. d. ges. Physiol.* 1870. Bd. III. S. 372.

Im Anschluß an seine hierhergehörigen Untersuchungen bemerkt letzterer noch folgendes: „Betrachtet man den Inhalt der Kurven als Maß der Arbeit, so sieht man, daß ziemlich beträchtliche Ermüdung der Größe der Arbeit nur wenig schadet; wenn man dagegen beim Bemessen der Arbeit auch auf die Zeit, die sie beansprucht, Rücksicht nimmt (hp/t = Nutzeffekt), so findet sich, daß sie dann mit der Ermüdung eine sehr rasche Verminderung erfährt."

In der folgenden Zeit wurden von Kronecker[1] die Ermüdungserscheinungen des Muskels im Verhältnis zum Reizintervall, zur verschiedenen Belastung und zur Arbeitsgröße wesentlich aufgeklärt. Auch untersuchte er die Erholung des Muskels sowie den Einfluß des Kreislaufes, der künstlichen Speisung (mit 0·5 Proz. Kochsalz und etwa 0·01 Proz. übermangansaurem Kali) und der Sauerstoffzufuhr. Unter anderm hebt er hervor, daß die Differenz der Ermüdungsreihe abnimmt, wenn die Reizintervalle wachsen.

Auch Funke[2] studierte den Einfluß der Reizintervalle, der Belastungen, der Erholung usw. sehr eingehend.

Schenck[3, 4, 5] zeigte, daß die Abkühlung des Muskels auf die Muskelarbeit in derselben Weise einwirkt, wie die Ermüdung bzw. die Ermüdungsstoffe.

Rollett[6, 7, 8] lenkte im Anschluß an seine Beobachtungen[9] am schwach belasteten, blutdurchströmten M. gastrocnemius von Fröschen

[1] H. Kronecker, Über die Ermüdung und Erholung der quergestreiften Muskeln. *Berichte d. Sächsischen Gesellsch. d. Wissenschaften.* 1871. S. 690.

[2] Otto Funke, Über den Einfluß der Ermüdung auf den zeitlichen Verlauf der Muskeltätigkeit. *Arch. f. d. ges. Physiol.* 1874. Bd. VIII. S. 213.

[3] Fritz Schenck, Beiträge zur Kenntnis von der Zusammenziehung des Muskels. *Arch. f. d. ges. Physiol.* 1891. Bd. L. S. 166.

[4] Derselbe, Über den Erschlaffungsprozeß des Muskels. *Ebenda.* 1892. Bd. LII. S. 117.

[5] Derselbe, Beiträge zur Kenntnis vom Einfluß der Temperatur auf die Tätigkeit des Muskels. *Ebenda.* 1892. Bd. LII. S. 456.

[6] A. Rollett, *Denkschriften d. Kais. Akad. d. Wissensch. in Wien.* 1887. Bd. LIII. S. 243.

[7] Derselbe, Untersuchungen über Kontraktion und Doppelbrechung der quergestreiften Muskelfasern. *Denkschriften d. math. naturw. Kl. d. Kais. Akad. d. Wissensch. in Wien.* 1891. Bd. LIII. S. 41.

[8] Derselbe, Über die Kontraktionswellen und ihre Beziehung zu der Einzelzuckung bei den quergestreiften Muskelfasern. *Arch. f. d. ges. Physiol.* 1892. Bd. LII. S. 201.

[9] Derselbe, Über die Veränderlichkeit des Zuckungsverlaufes quergestreifter Muskeln bei fortgesetzter periodischer Erregung und bei der Erholung nach derselben. *Ebenda.* 1896. Bd. LXIV. S. 507.

und Kröten die Aufmerksamkeit auf das Verhältnis des aufsteigenden und abfallenden Schenkels der Muskelkurve. In vielgliedrigen Zuckungsreihen bemerkt er, daß die Crescente während der „Treppe" länger ist als die Decrescente, daß aber bei fortschreitender Ermüdung die letztere in Übereinstimmung mit den Angaben von Funke[1] immer mehr zunimmt.

Die Ruhezeiten in Rolletts Versuchen waren verschieden lang. Die dadurch erzielte Erholung des arbeitenden Muskels teilt er in anpassende und nichtanpassende Erholung ein und stellt endlich den Entwurf einer Kontraktionstheorie auf, in welcher die Chemie, das Dissimilierungs- und Assimilierungsvermögen, wie auch die Stoffwechselvorgänge im Muskel zusammengefaßt wurden.[2]

Einige Jahre später veröffentlichte Rollett[3] Untersuchungen über die Arbeitsleistung der Warmblüter- und Kaltblütermuskeln. Er zeigte dabei, daß die Verlängerung der Zuckungsdauer, welche bei Kaltblütermuskeln beobachtet wird, beim Warmblütermuskel nicht zum Vorschein kommt, falls die Reizintervalle nicht zu kurz gewählt werden.

Die zuletzt genannten Beobachtungen wurden von Schenck[4] widerlegt, indem er in Übereinstimmung mit Wulff, Liehr und anderen zeigte, daß zwischen Warmblüter- und Kaltblütermuskeln in dieser Hinsicht kein Unterschied vorhanden sei, was indessen von Rollett[5] nicht zugegeben wurde.

Lohmann[6, 7] untersuchte die Arbeit der Warm- und Kaltblütermuskeln bei verschiedener Temperatur und gelangte zu der Ansicht, „daß an ausgeschnittenen Muskeln (in gleicher Weise beim Kaltblüter wie beim Warmblüter) beim Erwärmen (ca. 32 bis 35 ° C.) die Verlängerung der Zuckungsdauer während der Ermüdung ausbleibt, während

---

[1] Otto Funke, a. a. O.

[2] Vgl. auch Paul Jensen, Zur Analyse der Muskelkontraktion. *Arch. f. d. ges. Physiol.* 1901. Bd. LXXXVI. S. 47 und Robert Müller, Über den Verlauf der Ermüdungsreihe des quergestreiften Muskels bei Einschaltung von Ruhepausen. *Centralbl. f. Physiol.* 1901. Bd. XV. S. 425.

[3] A. Rollett, Zur Kenntnis der physiologischen Verschiedenheit der quergestreiften Muskeln der Kalt- und Warmblüter. *Arch. f. d. ges. Physiol.* 1898. Bd. LXXI. S. 209.

[4] F. Schenck, Kleinere Notizen zur allgemeinen Muskelphysiologie. *Arch. f. d. ges. Physiol.* 1900. Bd. LXXIX. S. 333.

[5] A. Rollett, Physiologische Verschiedenheit der Muskeln der Kalt- und Warmblüter. *Centralbl. f. Physiol.* 1900. Bd. XIII. S. 721.

[6] A. Lohmann, Über die Beziehungen zwischen Hubhöhe und Zuckungsdauer bei der Ermüdung des Muskels. *Arch. f. d. ges. Physiol.* 1902. Bd. IXC. S. 338.

[7] Derselbe, *Ebenda.* 1902. Bd. VIIIC. S. 387.

sie bei niederer Temperatur (8 bis 11° C.) eintritt.“ Hierdurch wäre der Beweis erbracht, „daß ein physiologischer Unterschied dieser Muskeln, wie ihn Rollett auf Grund des verschiedenen Verhaltens der Zuckungsdauer bei der Ermüdung des kalten Kaltblüter- und des warmen Warmblütermuskels annimmt, nicht besteht.“

Demgegenüber sucht Lee[1] in mehreren Versuchsreihen nachzuweisen, daß dennoch ein gewisser Unterschied zwischen den Muskeln der Warmblüter und der Kaltblüter besteht, indem die Zuckungskurve der letzteren gedehnter ist. Dies findet insbesondere bei niedrigerer Temperatur statt, macht sich aber auch bei einer höheren bemerkbar. Etwas Derartiges ist bei der Kurve der Warmblütermuskeln sehr selten beobachtet worden.

Die von Waller (1885) und Abelous (1893) gemachten Beobachtungen, daß die Muskelsubstanz schneller ermüdet, als die Nervenendigung, wird von Santesson[2] bestätigt. Auf Grund der von Schenck[3] veröffentlichten widersprechenden Resultate wiederholte Santesson[4] seine Versuche, und zeigt wie die Differenzen zwischen ihm und Schenck durch variable Verhältnisse der Versuchstiere erklärlich sind; er gelangt zum Schluß zu der Auffassung, daß die motorischen Nervenendigungen oft und vor allem bei starken Reizen früher als die Muskelsubstanz ermüden, daß aber zuweilen auch das entgegengesetzte eintrifft.

Über denselben Gegenstand äußert sich Joteyko[5] folgendermaßen: „Les appareils nerveux terminaux se fatiguent avant les éléments propres du muscle. La substance musculaire est plus résistante à la fatigue que les éléments nerveux quelle contient. Le siège de la fatigue péripherique est situé dans les terminaisons nerveuses intramusculaires.“

Zu denselben Resultaten gelangt auch Novi[6, 7], insbesondere mit

---

[1] Frederic S. Lee, Über Temperatur und Muskelermüdung. *Archiv f. d. ges. Physiol.* 1905. Bd. CX. S. 400.

[2] C. G. Santesson, Einige Beobachtungen über die Ermüdbarkeit der motorischen Nervenendigungen und der Muskelsubstanz. *Skand. Arch. f. Phys.* 1895. Bd. V. S. 394.

[3] F. Schenck, a. a. O. *Arch. f. d. ges. Physiol.* 1900. Bd. LXXIX. S. 333.

[4] C. G. Santesson, Nochmals über die Ermüdbarkeit des Muskels und seiner motorischen Nervenendigungen. *Skand. Arch. f. Phys.* 1900. Bd. XI. S. 333.

[5] Mlle J. Joteyko, Recherches sur la fatigue névro-musculaire. *Inst. Solvay, Travaux de laboratoire.* 1901. Tome IV. p. 1.

[6] Ivo Novi, Die graphische Darstellung der Muskelermüdung. *Centralbl. f. Physiol.* Bd. XI. S. 377.

[7] Derselbe, Influenza della temperature sulla curva automatica della fatica muscolare. *Bullettino delle scienze med.* Ser. VII. Vol. 11.

Hinsicht auf die Einwirkung, die von verschiedenen Temperaturen auf die Muskelermüdung ausgeübt wird.

Die von früheren Autoren bereits mehrere Male gemachte Beobachtung, daß der Abstieg der Zuckungskurve des ermüdeten Muskels immer länger wird, bestätigt Basler,[1] der noch hinzufügt, daß es gleichgültig für diese Erscheinung ist, ob der Muskel vom Nerven aus oder direkt gereizt wird, wie auch, ob er auspräpariert oder vom Blute durchströmt ist.

Symons[2] hat sowohl den Warmblüter- wie auch den Kaltblütermuskel in verschiedener Weise ermüdet, und beschäftigt sich insbesondere mit der Kurve, die entsteht, wenn man die Gipfel der Einzelzuckungen in der Zuckungsreihe miteinander verbindet.

Aus der oben kurz gegebenen Übersicht ersehen wir, daß die Mehrzahl der Forscher schließlich zu dem Ergebnisse gelangt ist, daß irgend ein größerer Unterschied in bezug auf den Verlauf der Ermüdung bei dem Warmblüter- und dem Kaltblütermuskel nicht vorhanden ist, sowie daß die durch die Arbeit erzielten Ermüdungserscheinungen bei allen beiden untereinander vergleichbar sind.

Jedoch machen einzelne Forscher, wie z. B. Lee, in dieser Hinsicht zwischen Muskeln der Kaltblüter und der Warmblüter einen gewissen Unterschied.

In anderen Punkten zeigen sich dagegen mehr oder minder große Differenzen. Vor allem weichen die Ansichten hinsichtlich des Unterschiedes zwischen den Arbeitsleistungen der isolierten und der nichtisolierten Muskeln voneinander ab. Auch veranlaßt die Form der Ermüdungskurve unter verschiedenen Bedingungen noch viele Meinungsverschiedenheiten.

Die vorliegende Untersuchung bezweckt den Einfluß verschiedener Variablen, wie Änderungen der Belastung, der Reizfrequenz, der Länge der Ruheperioden sowie den Einfluß der Blutdurchströmung auf den Verlauf der Muskelermüdung näher aufzuklären.

Zu diesem Zwecke habe ich das Verhalten der beiden gleichnamigen Muskeln eines und desselben Tieres unter verschiedenen Umständen untersucht. In welchem Maße ein solcher Vergleich gestattet ist, versuchte ich dadurch zu entscheiden, daß ich zuerst die beiden Muskeln unter tunlichst gleichen Umständen arbeiten ließ.

---

[1] Adolf Basler, Über das verschiedene Verhalten des Sartorius und und Gastrocnemius des Frosches bei Ermüdung. *Arch. f. d. ges. Physiol.* 1905. Bd. CVI. S. 141.

[2] C. T. Symons, Wave-like variations in muscular fatigue curves. *Journ. of Physiol.* Bd. XXXVI. p. 385.

II. Methodik.

Als Versuchstier habe ich beinahe ausschließlich Rana esculenta benutzt. Nur einige Versuche sind zum Vergleich an Rana temporaria ausgeführt worden. Die Muskeln der letzteren sind durchwegs kleiner, schwächer und ertragen nur viel kleinere Belastungen.

Etwa die Hälfte meiner Versuche beziehen sich auf den vom Körper ausgeschnittenen M. gastrocnemius (M. plantaris longus nach Gaupp[1]), die andere Hälfte auf denselben Muskel in situ. Im letzten Falle waren die Versuchstiere kuraresiert; in einigen Fällen war aber das Rückenmark mit dem Thermokauter gebrannt worden.

Bei den Versuchen an ausgeschnittenen Muskeln (Versuch 1 bis 26) blieb der zweite Muskel unpräpariert im Körper des dekapitierten Tieres, während der erste Muskel die Versuchsarbeit ausführte. Einen merkbaren Unterschied im Verhältnis des ersten und zweiten Muskels während der Arbeit konnte ich nicht feststellen. Zu ähnlichen Ergebnissen sind früher auch Funke[2] und Basler[3] gekommen.

Die Versuche an Muskeln in situ wurden folgendermaßen ausgeführt. Der Frosch erhielt etwa $^1/_2$ bis $^3/_4$ Pravaz-Spritze 0·1 prozent. Kurarelösung. Nachdem die Kurarewirkung nach zirka einer halben Stunde eingetreten war, wurde die Tendo Achilles, vorsichtig und ohne die wichtigeren Blutgefäße zu schädigen, freigelegt. In Versuchen, wo die Blutgefäße des einen Schenkels unterbunden werden sollten, band ich anfangs die Arteria und Vena iliaca ext. ab. Es zeigte sich aber, daß sich die Muskeln in diesem Falle nur verhältnismäßig kurze Zeit lebend erhielten, weshalb ich später die Vena und Arteria femoralis zur Unterbindung benutzte. In einigen Versuchen versuchte ich die Zirkulation im Unterschenkel durch Massenligatur aufzuheben; dies zeigte sich aber unzweckmäßig und wurde daher nicht wiederholt.

Nach beendeten Versuchen wurde der Muskel von den Sehnen befreit und gewogen. Leider wurde dies bei den ersten Versuchen unterlassen. Auch wurde die Länge des Muskels in vielen Versuchen gemessen, es stellte sich aber heraus, daß der Längenunterschied zu klein war, um irgendwelche Schlüsse zu gestatten.

Die für Stirnschreibung angeordneten Schreibhebel waren möglichst leicht beweglich und aus dünnem Holz hergestellt. Der Angriffspunkt der Belastung war 4·65^{mm}, der des Muskels 15·5^{mm}

[1] Ernst Gaupp, *Anatomie des Frosches.* I. 1896.
[2] O. Funke, a. a. O. S. 223.
[3] Adolf Basler, a. a. O. S. 144.

von der Achse entfernt. Abstand zwischen Achse und Schreibfederspitze war 128 mm. In einigen Versuchen waren die Entfernungen etwas verschieden; bei diesen sind in dem Versuchsprotokoll die Zahlen auf die oben angegebenen Längen umgerechnet.

Die Belastung des Hebels variierte zwischen 10 und 700 g, entsprechend einer wirklichen Belastung des Muskels von 3 bis 210 g.

Die Vergrößerung der Zuckungshöhe betrug in einigen Versuchen etwa 8·4, in anderen etwa 8,26.

Der Induktionsstrom wurde mittels feiner Metalldrähte dem Muskel zugeführt.

Bei den Versuchen am Muskel in situ wurde folgende Anordnung zum Aufhängen des Tieres benutzt (Fig. 1).

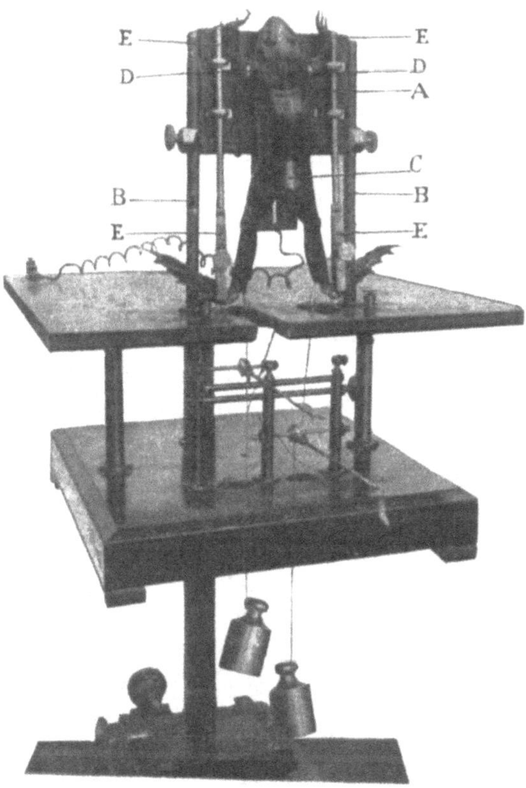

Fig. 1.

A ist eine auf zwei Metallstangen (*B*, *B*) bewegliche Ebonitscheibe. In der Mitte ihres unteren Teiles ist ein sattelförmiges Metallstück (*C*) angebracht, das um etwa 2 bis 3 ^{cm} in vertikaler Richtung verschiebbar ist. Zur Befestigung der Arme des Frosches findet sich je links und rechts im oberen Teil der Scheibe *A* ein schraubbarer Haken (*D*, *D*).

Die Fußteile des Tieres werden mittels der beiden beweglichen Schraubzangen (*E*, *E*) unbeweglich festgehalten.

Nachdem das Versuchstier fertig präpariert war, wurde es wie auf der aus dem Bilde ersichtlichen Weise befestigt und ruhte dabei rittlings auf dem Sattelstücke *C*.

Die Art der Befestigung war sehr befriedigend und insbesondere wurde der Kreislauf dadurch in keiner Weise beeinträchtigt. Die Schenkel wurden durch das Sattelstück ein wenig auseinander gehalten, was in keiner Weise vom Nachteil war.

Der Muskel wurde mittels maximaler Öffnungsinduktionsschläge von in jedem Versuche unveränderter Stärke gereizt. Der primäre Stromkreis wurde von einem oder mehreren Trockenelementen (Siemens & Halske, Type T. 2) gespeist.

Die Abblendung der Schließungsinduktionsschläge geschah in der üblichen Weise. Bei kürzeren Reizungsintervallen wurden die Induktionsschläge mittels eines Metronomes ausgelöst; bei den längeren Intervallen benutzte ich eine Transmissionseinrichtung, deren Bewegungsgeschwindigkeit durch Umschalten der Transmissionsriemen entsprechend reguliert werden konnte.

Die Kontraktionen wurden an einem Kymographion nach Ludwig-Baltzar registriert. Die Geschwindigkeit betrug bei den kürzeren Reizintervallen etwa 12·5 ^{mm} in der Minute, bei den längeren nur 2·5 ^{mm} in der Minute.

Während der Versuche kamen einzelne kleine Unregelmäßigkeiten vor. Ich werde dieselben später bei Besprechung der Tabellen näher erwähnen.

Die mittlere Höhe der Zuckungen wurde in der Weise festgestellt, daß die ganze von den Kontraktionen gefüllte Fläche planimetrisch (nach Coradi) gemessen (vgl. Taf. I, Fig. 2), und die also gewonnene Zahl mit der Abszissenlänge dividiert wurde. Die auf diese einfache Weise erhaltenen Resultate stimmten mit einigen von mir zur direkten Kontrolle unter Benutzung eines in 0·1 ^{mm} geteilten Maßstabes gemachten Messungen sehr gut überein.

III. Die Versuchsergebnisse.

a) Über die allgemeine Form der Ermüdungskurve.

Gewöhnlich fängt die Zuckungsreihe mit den „einleitenden Zuckungen“ Buckmasters[1] an, d. h. die erste Zuckung ist die kürzeste, danach steigen die Zuckungshöhen in meinen meisten Versuchen ununterbrochen bis das Maximum erreicht wird. Öfter scheint aber die dritte oder vierte Zuckung am kürzesten zu sein, und erst dann fängt der allmähliche Zuwachs an. Die Größe der ersten Zuckung wird oft dabei erst zwischen der 7. bis 14. Zuckung erreicht (vgl. Taf. I, Fig. 3). (In vielen Fällen hängt dies, zum Teil wenigstens, damit zusammen, daß der Muskel nach Ende seiner Zusammenziehung auf die ursprüngliche Ruhelage nicht mehr zurückkommt.) Als Beispiel solcher einleitenden Zuckungen teile ich aus dem Versuch 58 folgende Messungen hier mit.

Nr. der Zuckung	Hubhöhe (nicht reduziert) mm
1	18·5
2	17·2
3	16·8
4	16·7
5	17·0
6	17·3
7	18·8

usw.

Über die Ursache dieser einleitenden Zuckungen ist es um so schwieriger etwas Bestimmtes zu sagen, da wir nicht einmal wissen, welche Art des Anstieges bis zum Maximum als Norm aufgefaßt werden soll.

Wenn der Muskel in der Mitte der aufsteigenden Reihe eine Zeitlang ruhen darf, ist die erste nach der Pause erscheinende Zuckung regelmäßig kleiner als die letzte Zuckung vor der Pause. Dieses haben bereits Rollett[2] und Jensen[3] beobachtet.

[1] Buckmaster, Über eine neue Beziehung zwischen Zuckung und Tetanus. *Arch. f. Physiol.* 1886. S. 459.

[2] A. Rollett, a. a. O. *Arch. f. d. ges. Physiol.* Bd. LXIV.

[3] Paul Jensen, a. a. O.

Die Kurve, welche alle Gipfel der Zuckungen miteinander verbindet (die Ermüdungskurve, Jensen), und die Linie, welche alle Fußpunkte der Muskelzuckungen miteinander verbindet (die Fußlinie, Jensen), verdienen eine besondere Besprechung.

Die Fußlinie beginnt immer bogen- oder hakenförmig mit ihrer Konkavität der Abszissenlinie zugewendet. Diese Hakenlinie entsteht dadurch, daß sich im Muskel nach der ersten Zuckung ein zunehmender Verkürzungsrückstand ausbildet. Somit steht der Ruhepunkt der ersten Zuckung am niedrigsten, und die Ruhepunkte der nächstfolgenden Zuckungen liegen ein wenig höher. Diese Verkürzung des Muskels macht sich oft bis zur zehnten Einzelzuckung bemerkbar, wonach die Fußlinie genau der Abszisse parallel verläuft.

Diese Form der Fußlinie kommt in den Versuchen vor, wo das Reizintervall mindestens 4 Sekunden gewesen ist. Auch bei schnellerem Rhythmus, bis zum Intervall von 2 Sekunden kann die Fußlinie nicht selten parallel der Abszisse sein. Bei noch schneller erfolgenden Reizungen kommt diese Form der Fußlinie nur ganz ausnahmsweise vor.

Bei schnellerem Rhythmus ist die erste Schwingung der Fußlinie größer; je langsamer der Rhythmus, um so flacher wird diese Schwingung, und bei den Versuchen mit den längsten Reizintervallen ist davon kaum etwas zu sehen; der Ruhepunkt der ersten Zuckung steht ein wenig niedriger, dann folgen die Ruhepunkte aller folgenden Zuckungen fast auf derselben geraden Linie.

Nachdem die Fußlinie die eben beschriebene Schwingung mit der Konkavität nach unten gebildet hat, strebt sie langsam der durch den Anfangsruhepunkt gezogenen Abszisse zu. Bisweilen erreicht sie diese, erhebt sich aber später von derselben langsamer oder schneller, wodurch eine Bogenlinie gebildet wird, deren Konvexität der Abszisse zugewendet ist. Besonders in den Versuchen mit kürzeren Reizintervallen (1 bis 2 Sekunden) ist dieser Verlauf der Fußlinie beinahe eine normale Erscheinung. Nach dieser Schwingung entsteht in den zu besprechenden Reihen eine zweite Schwingung der Fußlinie, und zwar ist ihre Konkavität nach unten gerichtet. Der Anfang derselben ist viel steiler als ihr letzter Abschnitt, der sich allmählich der Abszisse nähert, ohne jedoch sie zu erreichen (vgl. Taf. I, Fig. 4).

Die eben genannte Schwingung der Fußlinie erscheint während der Zeit, wo der Muskel noch ungeschwächt weiterarbeitet. Sobald sich der Muskel der Tätigkeit angepaßt hat, vermindert sich der Verkürzungsrückstand und der Muskel strebt immer mehr und mehr, sich seiner Ruhelage zu nähern. Dieses ist meiner Ansicht nach die Ursache der zuerst genannten Schwingung der Fußlinie (der Haken nicht mitgezählt). Ist der Rhythmus der Reizung langsam, so wird dem Muskel genügend Zeit gegeben, um sich fast völlig wieder auszudehnen, was wiederum den geraden Verlauf der Fußlinie bedingt.

Die folgende Schwingung der Fußlinie verdankt der Ermüdung ihre Entstehung. Schon Weber[1] und Kronecker[2] beobachteten, daß die Dehnbarkeit des Muskels mit der zunehmenden Ermüdung immer abnimmt. Die Möglichkeit des Muskels, sich nach der Reizung völlig auszudehnen, wird also während der fortschreitenden Ermüdung dadurch immer geringer und unter Umständen nähert sich also der Muskel, wenn die Dehnbarkeit bis zu einer gewissen Grenze abgenommen hat, einem tetanusähnlichen Zustande. Die unter solchen Umständen entstehende Schwingung der Fußlinie kann recht verschieden verlaufen. Je häufiger die Reizungen aufeinander folgen, um so steiler und höher wird dieser Bogen. Bei einigen Muskeln bringt ein Reizungsintervall von einer Sekunde schon recht bald beinahe einen Tetanus zustande. Die Größe der Muskelkontraktur ist in manchen von diesen Fällen sehr beträchtlich gewesen, und die Fußlinie kann dann oft eine Höhe von 2^{cm} oder mehr über die (erstgezogene) Abszisse erreichen. Vergleiche z. B. Versuch 64 l. (Vgl. Taf. I, Fig. 5.)

Eine ähnliche, obgleich nicht so große Kontraktur kommt auch in den Versuchen mit 2 Sekunden Reizintervall vor, aber selten, besonders bei den isolierten Muskeln. Bei Muskeln in situ beobachtete ich Kontrakturen noch in Versuchen mit 5 Sekunden Reizintervall, obgleich nicht immer.

Eine Ausnahme von dem eben beschriebenen Verlaufe der Fußlinie zeigt uns der Versuch 53 (Taf. I, Fig. 6). Die Fußlinie, welche, den ersten Haken weggelassen, gerade verläuft, senkt sich hier bedeutend unter die Abszisse.

Die Fußlinie hat also keinen regelmäßigen Verlauf, sondern ist recht variabel.

Wenn wir das Verhältnis der allerersten Zuckungen außer acht lassen, können wir jedoch zwei Haupttypen voneinander unterscheiden: erstens einen geradlinigen Verlauf und zweitens eine Bogenlinie mit zwei Schwingungen, eine erste niedrigere mit der Konvexität gegen die Abszisse und eine zweite Schwingung, die mit ihrer Konkavität nach unten gerichtet ist und deren Höhe vielfach variiert. Zuweilen beob-

---

[1] Edv. Weber, a. a. O.
[2] H. Kronecker, a. a. O.

achtet man kleine tertiäre Abweichungen im Verlaufe der Bogenlinie; diese sind aber selten und übrigens zu wenig umfangreich, um irgendwie das Gesamtbild zu stören.

Wir haben schon den ersten Teil der Ermüdungskurve und besonders das Verhalten der ersten Zuckungen besprochen. Wenn die Ermüdungskurve gleich nach der ersten Zuckung herabsinkt und dann ansteigt, so bildet sie eine kleine Konkavität, die der Konkavität der unterliegenden Fußlinie gerade entgegengesetzt verläuft.

Wie auch der Anfang der Ermüdungskurve sich gestaltet, so erfolgt bei dem frisch gereizten Muskel bald eine Zunahme der Zuckungsgrößen, welche der Ermüdungskurve Konvexität verleiht und sie von der Fußlinie entfernt, und zwar ist diese Konvexität wiederum derjenigen der Fußlinie entgegengesetzt gerichtet. Der aufsteigende Schenkel der Ermüdungskurve ist in mehreren Versuchen sehr steil und kurz, in anderen wiederum sehr lang und niedrig. In diesen steigt die Ermüdungskurve eine sehr lange Zeit an und erreicht ihr Maximum erst nach 130 bis 170 Zuckungen. Auf die Steilheit des aufsteigenden Schenkels der Ermüdungskurve scheint das Vorhandensein von den einleitenden Zuckungen keinen nennenswerten Einfluß auszuüben. Der Verlauf ist jedoch gewöhnlich steiler und kürzer in den Fällen, wo keine einleitenden Zuckungen vorkommen. (Vgl. Taf. I, Fig. 2 und Taf. II, Fig. 15.)

Unabhängig von der Gestalt der ersten Zuckungen kann der aufsteigende Schenkel der Kurve steil oder weniger steil verlaufen. (Vgl. z. B. Taf. I, Fig. 7.)

Wo einleitende Zuckungen vorhanden sind, verläuft der aufsteigende Schenkel der Ermüdungskurve scheinbar langsamer als in den übrigen. (Vgl. Taf. I, Fig. 8.) So entspricht die Erhöhung des aufsteigenden Schenkels in einem Versuch mit einleitenden Zuckungen etwa $^1/_{10}$ der ganzen Kurvenlänge oder 60 Einzelzuckungen, wogegen derselbe Teil bei anderen Versuchen nur etwa $^1/_{15}$ bis $^1/_{40}$ der ganzen Kurve entspricht oder 10 bis 20 Einzelzuckungen.

Aus meinen Versuchen scheint hervorzugehen, daß die einleitenden Zuckungen bei den Muskeln in situ eine viel gewöhnlichere Erscheinung als bei den ausgeschnittenen sind. Der aufsteigende Schenkel der Ermüdungskurve ist bei den letzteren überhaupt viel steiler und kürzer als bei den ersteren.

Die Zahl der Zuckungen im aufsteigenden Schenkel der Ermüdungskurve beträgt nach Jensen[1] etwa 100. Auch bei meinen Versuchen

---

[1] Paul Jensen, a. a. O.

entspricht die Zahl 100 etwa dem Mittelwert. Indessen sind die Variationsgrenzen sehr weit: in einigen Versuchen wird das Maximum nach 10 Zuckungen erreicht, in anderen wiederum erst noch nach 200.

Nachdem der aufsteigende Schenkel der Ermüdungskurve seine maximale Höhe erreicht hat, entsteht ein Plateau dadurch, daß eine ganze Reihe Einzelzuckungen annähernd dieselbe maximale Höhe haben.

Das Plateau ist in mehreren Versuchen (vgl. Taf. I, Fig. 2 u. 7) sehr bemerkenswert durch seine Länge und Klarheit und umfaßt etwa 90 bis 120 Einzelzuckungen. Etwa dieselbe Zahl hat auch Jensen[6] angegeben.

Es finden sich indessen auch Versuche vor, wo kein Plateau nachgewiesen werden kann. Diese lassen sich in zwei Hauptgruppen einteilen.

In der ersten Gruppe habe ich solche Ermüdungskurven zusammengeführt, wo der abfallende Schenkel unmittelbar nach dem Maximum anfängt. Hierbei folgen der aufsteigende Schenkel und das Plateau in der Weise nacheinander, daß die Ermüdungskurve einen Bogen mit der Konkavität gegen die Abszisse bildet. Als Beispiel dieses Typus vgl. Taf. I, Fig. 8 und Taf. II, Fig. 9.

Zu der zweiten Gruppe gehören solche Versuche, wo der Ermüdungsteil der Ermüdungskurve unmittelbar der maximalen Zuckung folgt. Dabei senkt sich die Kurve oft beinahe geradlinig langsam gegen die Abszisse. (Vgl. Taf. II, Fig. 10.)

Der letzte Teil der Ermüdungskurve, der Ermüdungsteil oder Ermüdungsabfall, ist schon seit den ersten Untersuchungen von Kronecker[1] viel diskutiert worden. Kronecker, wie auch später Tiegel[2] machten darauf aufmerksam, daß dieser Teil, besonders bei den Froschmuskeln, geradlinig verläuft. Mehrere Autoren, wie Bowditch[3], Roßbach und Harteneck[4], haben später gezeigt, daß diese Erscheinung nicht bei den Warmblütermuskeln beobachtet wird. Bestätigt wurde die Angabe hinsichtlich der Froschmuskeln unter anderen von Hermann[5] und Jensen[6].

---

[1] H. Kronecker, a. a. O.

[2] Tiegel, Über den Einfluß einiger willkürlich Veränderlichen auf die Zuckungshöhe des untermaximal gereizten Muskels. *Verhandl. d. Kgl. Sächs. Gesellschaft d. Wissensch. math.-phys. Klasse.* Bd. XXVII. S. 1.

[3] H. P. Bowditch, Über die Eigentümlichkeiten der Reizbarkeit, welche die Muskelfasern des Herzens zeigen. *Ebenda.* Bd. XXIII. S. 652.

[4] Rossbach und Harteneck, Muskelversuche an Warmblütern. *Arch. f. d. ges. Physiol.* 1877. Bd. XV. S. 1.

[5] L. Hermann, *Lehrbuch der Physiologie.* Berlin 1889.

[6] Paul Jensen, a. a. O.

Wie aus dem schon Ausgeführten hervorgeht, findet dieser geradlinige Ermüdungsabfall auch in den Versuchen statt, bei denen ein Plateau beobachtet wird. Indessen ist diese Erscheinung viel gewöhnlicher in den Kurven des zweiten Typus.

Der geradlinige Ermüdungsabfall ist in meinen Versuchen nur verhältnismäßig selten vorgekommen, und ich möchte als Regel aufstellen, daß in der Ermüdungskurve nach dem Plateau eine zweite Bogenlinie entsteht. Diese Bogenlinie ist sehr niedrig. Ihre Konvexität ist der Abszisse zugekehrt. Der Anfang dieser Bogenlinie ist, dank dem verhältnismäßig großen Umfange der Einzelzuckungen, von der Abszisse recht weit entfernt; ihr letzter Teil nähert sich sehr allmählich der Abszisse.

Als Ausnahmefall betrachte ich eine Ermüdungskurve wie die im Versuche 64 (vgl. Taf. I, Fig. 5). Nach dem Aufsteig folgt das Plateau und danach ein kurzer Bogen, dessen Konvexität der Abszisse zugewandt ist, hiernach wiederum ein längerer Bogen mit der Konkavität in derselben Richtung.

Bei den meisten Versuchen, besonders an isolierten Muskeln, vermissen wir die einleitenden Zuckungen. Der aufsteigende Schenkel ist verhältnismäßig kurz, das Plateau dagegen recht lang, und zwar umfaßt es z. B. in den Versuchen 8, 9, 10, 11, 23 und 24 (Tab. II) etwa die Hälfte, in den Versuchen 37, 46 und 47 etwa ein Drittel der Ermüdungskurve. Auch sind einige Kurven von der selteneren Form zu bemerken. Das Plateau fehlt und nach dem Anstieg folgt gleich ein Abfall, welcher langsam gegen die Abszisse hinabsinkt und dabei einen gegen diese gerichteten konvexen Bogen beschreibt.

Die äußere Form der Ermüdungskurven bei Versuchen mit eingeschaltenen Ruhepausen verdient noch eine Besprechung. Die ersten Ermüdungsreihen in jedem Versuche stimmen natürlich hinsichtlich ihrer Form mit den bereits erörterten genau überein. Die nach der Ruhepause ausgeführten Ermüdungsreihen bieten aber große Verschiedenheiten dar.

Nach einer kurzen Pause sind die ersten Zuckungen gewöhnlich sehr hoch und dabei ist die erste Zuckung immer die höchste, und zwar ist sie gewöhnlich so hoch wie die höchsten der ersten Ermüdungsreihe oder wenigstens wie die ersten Zuckungen der genannten Reihe. Sehr bald werden aber die Zuckungen nach der Pause niedriger. Im Anfange ist der Abfall steiler, später weniger steil. Ist die Ruhepause kurz, d. h. weniger als eine Stunde, so ist die Zuckungshöhe etwa dieselbe wie kurz vor der Ruhe. Bei einer längeren Ruhepause ist der

Unterschied sehr viel kleiner und der Abfall gegen die Abszisse viel langsamer, fast geradlinig. Die Fußlinie dieser zuletzt genannten Reihen hat keine bemerkenswerte Schwingungen. Dagegen ist sowohl die Fußlinie wie die ganze Zuckungskurve sehr mannigfaltig gekrümmt in den Reihen mit kurzer Ruhepause. In diesen vollzieht sich die Verkürzung der Zuckungen sozusagen von den beiden Enden. Die Spitzen nähern sich der Abszisse und die Ruhepunkte entfernen sich nach den ersten Zuckungen in ganz eigentümlicher Weise davon, bis der Abfall an beiden erfolgt. Als Beispiel will ich den Versuch 64 V r. anführen (Taf. I, Fig. 11).

Nach genügender (s. weiter unten bei der Erholung) Ruhepause ist die Form der Ermüdungsreihen beinahe dieselbe nach wie vor der Pause. Vergleichen wir z. B. die Reihen I bis IV im Versuch 65, so sehen wir, daß die äußere Form der Kurven beinahe dieselbe ist. Nur in der III. Ermüdungsreihe weicht die Ermüdungslinie von der der früheren insofern ab, daß nach dem Anstiege der Abfall verhältnismäßig sehr steil ist. Man achte auch auf die Übereinstimmung in den Versuchen 64 I r.—64 II r., 64 I l.—64 II l., 66 I r.—66 II r., 66 I l.—66 II l.

Wie wir bereits gesehen haben, kann die Form der Reihen auch nach einer genügenden Ruhepause von der Form der ersten Ermüdungsreihe abweichen. In den Versuchen 71 II r. und 71 II l. ist die geleistete Gesamtarbeit nach der Ruhepause zwar kleiner als vor derselben, wir können jedoch die Ruhepause als genügend betrachten, da die Muskeln nach 18 Minuten Arbeit eine ebensogroße Arbeitsleistung wie vorher vollbracht haben und die Zuckungen dabei sogar höher gewesen sind als vor der Pause. Die Form der zuletzt genannten Reihe ist in der Hinsicht von der der ersten Ermüdungsreihe abweichend, daß der Ermüdungsteil nicht eine solche lange Schwingung bildet wie in der letzteren. Der Anstieg umfaßt hier nur einige Zuckungen. Danach fängt sogleich der Abfall an, dessen ersten Teil man Plateau nennen könnte, denn der Längenunterschied der einzelnen Zuckungen dieses Teiles ist sehr klein. Allmählich wird der Unterschied aber doch größer und die Linie nähert sich immer mehr der Abszisse.

Von der Form der ersten Ermüdungsreihe weichen auch die Versuchsreihen 64 IV r. und 64 IV l. ab, obgleich die benutzte Ruhezeit als eine genügende zu betrachten ist.

Betreffend die Form der Ermüdungsreihen bei den Versuchen mit behinderter Blutzufuhr ist noch folgendes zu bemerken. Die ersten Ermüdungsreihen verhalten sich wie in den früher beschriebenen Versuchen. Nach der Ruhepause ist die ganze Gestalt der Kurve des linken und des rechten Muskels in Versuchen, wo sich der nichtdurchblutete Muskel überhaupt erholte, sehr verschieden.

Im Anfange sind einige Zuckungen bemerkenswert groß, ja in einigen Fällen, wie z. B. im Versuche 100 III l. (Tab. V) größer als die Zuckungen in der ersten Ermüdungsreihe. Diese Leistungsfähigkeit des Muskels dauert aber nur eine verhältnismäßig sehr kurze Zeit. Der kleine Vorrat von Arbeitsstoffen, welche der Muskel in diesen Fällen zur Verfügung hat, kann von ihm sehr verschieden verwendet werden, wodurch sehr eigentümliche und voneinander abweichende Ermüdungsreihen entstehen können. Beispiele davon sind die Versuche 69 III r., 78 II l. und 83 II l. (Taf. I, Fig. 12).

Die Form der Ermüdungskurve der in Tab. III A aufgenommenen Versuche weicht in einer Hinsicht von der Form der früheren ab. Wir bemerken nämlich in diesen Versuchen sehr oft Kontrakturen, selbst bei solchen Muskeln, die im Rhythmus von 5 Sek. gereizt wurden. Bei 4 Sek. Rhythmus zeigten die isolierten Muskeln niemals Kontrakturen, in diesen Versuchen bildeten sich sogar bei langsamerem Rhythmus Kontrakturen aus. Bei $2^1/_2$ Sek. Rhythmus traten die Kontrakturen, wenn auch nicht immer, jedoch häufig auf, sie waren aber nicht so groß, daß sie einen größeren Einfluß auf das Arbeitsresultat hätten ausüben können. In den Versuchen 112 II l. und 113 II r. (Taf. I, Fig. 13) beschreibt die Ermüdungskurve drei Schwingungen, die erste mit der Konkavität, die zweite mit der Konvexität, die dritte wieder mit der Konkavität nach unten gerichtet.

Die beiden Muskeln desselben Frosches zucken gewöhnlich gleichförmig und demgemäß sind die Ermüdungskurven derselben in der Regel einander sehr ähnlich. Zwar kann der eine Muskel viel schwächer sein als der andere, und also die Ermüdungskurve des einen viel kürzer sein als die des anderen: die allgemeine Form der beiden Kurven ist jedoch gewöhnlich beinahe identisch.

b) Über die Ermüdung gleichnamiger Muskeln bei gleicher Arbeitsweise.

Die zunächst zu besprechenden und in Tab. I aufgenommenen Versuche sind alle in der Weise gemacht, daß die beiden, gleich stark belasteten Gastrocnemii eines und desselben Tieres bis zur Erschöpfung mit gleichstarken Reizen in gleichgroßen Intervallen gereizt wurden. Hierdurch wollte ich erfahren, wie groß die dabei etwa auftretenden Differenzen in der Arbeitsgröße waren, um solcherart einen Maßstab für die Deutung der Versuche zu erhalten, wo Belastung und Reizintervall wechselten.

In dieser wie in den übrigen Tabellen sind die Dauer der Arbeit, die Belastung, das Reizintervall, der Umfang der größten und kleinsten Zuckung, die Zahl der Zuckungen wie die geleistete Arbeit in g-mm sowie außerdem der prozentige Unterschied der Arbeit der beiden Muskeln desselben Tieres angegeben.

Tabelle I.

A. Ausgeschnittene Muskeln.

Versuchsfrosch Nummer	Rechter = r. linker = l. M. gastrocnemius	Gewicht des Muskels in g	Arbeitszeit in Min.	Reizintervalle in Sek.	Die Hubhöhe in mm angegeben: d. höchsten Zuckungen	d. niedrigst. Zuckungen	d. Zuckung. im Durchschnitt	Zahl der Einzelzuckungen während d. Versuches	Belastung in g	Geleistete Arbeit in g-mm[1]	Prozent. Arbeitsunterschied der beiden gereizten Muskeln
1	r.		12	1	4·9	0·5	3·0	659	21·5	43072	12·8
	l.		„	„	4·6	0·3	2·4	716	„	37561	
27	r.	0·774	23	4	4·4	0·3	2·0	402	60	48963	21
	l.	1·211	„	„	4·2	0·6	2·6	402	„	61988	
28	r.	1·058	20	4	3·6	0·4	1·9	319	90	55410	11·5
	l.	1·036	„	„	3·7	0·4	2·2	319	„	62588	
29	r.	0·934	11	2	4·3	0·3	2·4	235	60	34263	7·2
	l.	0·952	„	„	4·1	0·4	2·6	235	„	36942	
30	r.	1·020	13	4	3·6	0·3	1·9	228	150	64296	0·5
	l.	1·017	„	„	3·6	0·3	1·9	228	„	64638	
31	r.	1·015	8	1	4·8	0·5	2·2	415	15	13446	1·8
	l.	1·012	„	„	4·7	0·3	2·2	415	„	13695	
50	r.	1·048	11	1	4·2	0·2	2·1	630	15	20128	3·2
	l.	1·017	„	„	4·4	0·2	2·2	630	„	20790	
51	r.	0·838	19	2	4·4	0·3	2·2	588	30	38632	3·1
	l.	0·829	„	„	4·1	0·3	2·3	588	„	39866	
52	r.	1·406	14	2	4·8	0·3	2·7	437	60	71318	6·2
	l.	1·426	„	„	4·5	0·4	2·6	437	„	66861	
53	r.	0·843	21	4	2·5	0·2	1·5	291	150	65912	7·3
	l.	0·816	„	„	2·5	0·2	1·4	291	„	61110	
54	r.	1·164	34	4	4·4	0·4	2·5	500	60	76200	6·3
	l.	1·129	„	„	4·2	0·3	2·4	500	„	71400	

[1] In allen Tabellen sind bei der Berechnung der Arbeitsmengen für die Zuckungsgrößen zwei Dezimalstellen benutzt worden. Daraus erklärt sich, warum die angegebenen Arbeitsmengen auch in den Fällen, wo die hier aufgenommenen Zuckungsgrößen gleich sind, etwas voneinander differieren.

Tabelle I. (Fortsetzung.)

B. Blutdurchströmte Muskeln.

Versuchsfrosch Nummer	Rechter = r. linker = l. M. gastrocnemius	Gewicht des Muskels in g	Arbeitszeit in Min.	Reizintervalle in Sek.	Die Hubhöhe in mm angegeben: d. höchsten Zuckungen	d. niedrigst. Zuckungen	d. Zuckung. im Durchschnitt	Zahl der Einzelzuckungen während d. Versuches	Belastung in g	Geleistete Arbeit in g-mm	Prozent. Arbeitsunterschied der beiden gereizten Muskeln
55	r.	1·265	32	2	3·5	0·5	1·7	865	60	86154	4·1
	l.	1·212	„	„	3·2	0·2	1·4	865	„	72660	
56	r.	1·086	28	4	2·4	0·3	1·5	393	150	87836	23·5
	l.	1·016	„	„	2·1	0·2	1·1	393	„	67203	
57	r.	1·227	15	2	2·4	0·4	1·4	421	60	35869	36
	l.	1·112	„	„	3·5	0·3	2·2	421	„	56077	
58	r.	1·069	21	2	3·3	0·5	2·0	598	60	71042	5·6
	l.	1·028	„	„	3·7	0·2	1·9	598	„	67096	
59	r.	0·828	8	2	2·1	0·1	1·2	237	60	16495	8·6
	l.	0·805	„	„	1·8	0·1	1·1	237	„	15073	
60	r.	1·132	7	1	3·7	0·2	2·1	417	60	53292	6·2
	l.	1·154	„	„	3·7	0·4	2·3	417	„	56795	
61	r.	1·323	20	2	3·1	0·2	2·0	560	60	66192	1·0
	l.	1·257	„	„	3·6	0·7	2·0	560	„	65520	
62	r.	1·492	24	2	4·4	0·3	2·2	674	60	90586	7·8
	l.	1·499	„	„	4·2	0·5	2·4	674	„	98269	
63	r.	1·083	10	1	3·8	0·2	2·0	587	60	68679	6·1
	l.	1·088	„	„	3·2	0·3	1·8	587	„	64453	
64	r.	1·011	7	1	3·7	0·3	1·9	410	60	46740	4·0
	l.	1·021	„	„	3·7	0·4	2·0	410	„	48708	
65	r.	0·856	11	2	2·2	0·2	1·3	324	150	65124	10·7
	l.	0·887	„	„	2·5	0·2	1·5	324	„	72900	
71	r.	0·974	34	4	3·3	0·5	2·0	538	90	98298	34·5
	l.	0·971	„	„	2·3	0·1	1·3	538	„	64398	

Die Versuche 1 bis 54 sind an ausgeschnittenen, die Versuche 55 bis 71 an blutdurchströmten Muskeln ausgeführt.

Aus der Tabelle geht unmittelbar hervor, daß die Arbeitsgröße eines und desselben Muskels bei verschiedenen Tieren sehr variiert, und zwar auch dann, wenn die zu vergleichenden Muskeln etwa gleichgroß sind und unter genau denselben Bedingungen arbeiten.

Nähere Aufschlüsse gewinnen wir aus folgender Zusammenstellung, in welcher die bei der Belastung von 60^{g} im Reizintervall von 2 Sek. gemachten Versuche nach der Schwere des Muskels geordnet sind.

Belastung 60g, Reizintervall 2 Sekunden.

Nummer	Gewicht des Gastrocnemius g	Gesamtarbeit g·mm	Anmerkungen
59	0·805	15073	blutdurchströmt
	0·828	16495	"
29	0·934	34263	ausgeschnitten
	0·952	36942	"
58	1·028	67096	blutdurchströmt
	1·069	71042	"
57	1·112	56077	"
	1·227	35869	"
55	1·212	72660	"
	1·265	86154	"
61	1·257	65520	"
	1·323	66192	"
52	1·406	71318	ausgeschnitten
	1·426	66861	"
62	1·492	90586	blutdurchströmt
	1·499	98269	"

Im allgemeinen kann man wohl sagen, daß die Gesamtarbeit eines leichten Muskels erheblich geringer als die eines schwereren ist, wie aus einem Vergleich der Versuche 59 und 29 mit z. B. den Versuchen 55 und 62 hervorgeht. Diese Regel ist indessen nicht ausnahmslos gültig, denn wir finden z. B., daß die Arbeit eines Muskels von 0·952g Gewicht (Vers. 29) ebenso groß ist wie die eines Muskels von 1·227g (Vers. 57), daß ein Muskel von 1·069g (Vers. 58) dieselbe Arbeit leistet wie einer von 1·406g (Vers. 52) usw.

Es ist also nicht gestattet, die unter verschiedenen Bedingungen von den gleichnamigen Muskeln verschiedener Tiere geleistete Arbeit zu vergleichen.

Betreffend die Leistungen der gleichnamigen Muskeln bei einem und demselben Tiere finden wir aus der Tab. I bestätigt, daß, wo größere Unterschiede sich vorfinden, wie in den Versuchen 27 und 56, der schwerere Muskel ceteris paribus die größere Arbeit leistet; hier beträgt der Unterschied der Gewichte 0·437 bzw. 0·070g, der der Arbeit 14025 bzw. 20632g-mm. Im Versuch 57 dagegen leistet der um 0·115g leichtere Muskel eine um 20208g-mm größere Arbeit als der schwerere, und im Versuch 71, wo die beiden Muskeln gleichschwer sind (Differenz nur 0·003g) beträgt der Unterschied der Arbeitsgröße nicht weniger als 33900g-mm.

Diese Fälle bilden indessen eine entschiedene Ausnahme von der allgemeinen Regel, denn mit den obenerwähnten Ausnahmen geht aus der Tab. I hervor, daß bei gleichnamigen Muskeln eines und desselben Tieres, deren Gewicht um nicht mehr als höchstens 0·066g differiert, die Arbeitsgröße nur verhältnismäßig geringfügige Differenzen darbietet, indem sie unter 19 Fällen je einmal 12·8, 11·5 und 10·7 Proz. und in den übrigen 16 Fällen nur 0·5 bis 8·6 Proz. beträgt. Durchschnittlich für alle 21 Versuche ist die Differenz etwa 9 Proz., und mit Weglassen der Versuche 57 und 71 nur 6 Proz. Hierbei scheint zwischen blutdurchströmten und ausgeschnittenen Muskeln kein deutlicher Unterschied vorhanden zu sein, denn wir erhalten für die letzteren (mit Ausnahme der Versuche 57 und 71) eine Differenz von 6 Proz. und genau dieselbe Differenz von 6 Proz. bei den ersteren.

Aus den hier zusammengestellten Versuchen folgt also, daß der in Muskeln angesammelte Energievorrat sehr verschieden und von der Größe des Muskels nicht absolut abhängig ist, denn selbst ein sehr leichter Muskel kann, wie schon bemerkt, unter Umständen eine sehr große Arbeitsleistung vollbringen.

Ich glaube daraus schließen zu dürfen, daß der Vorrat an Arbeits- oder dissimilierbaren Stoffen entscheidend für die Größe der Arbeitsleistung des Muskels ist.

Wie später näher ausgeführt werden soll, scheint kein großer Unterschied zwischen dem isolierten und dem blutdurchströmten, also normal ernährten Muskel zu bestehen. Dies tritt am deutlichsten bei kurzen Reizintervallen hervor: je größer diese werden, um so mehr leistet der blutdurchströmte Muskel im Vergleich mit dem ausgeschnittenen.

Daraus läßt sich weiter folgern, daß der Muskel — ich spreche hier nur von dem des Frosches — bei intensiver Leistung diese fast nur auf Kosten schon abgelagerter Substanzen ausführt. Bei wenig intensiver Arbeit ist es den blutdurchströmten Muskeln möglich, während der Arbeit selbst einen, wenn auch verhältnismäßig geringen Teil der verbrauchten Stoffe zu ersetzen. Darum stellt sich das Arbeitsresultat günstiger für den durchbluteten Muskel, wenn nur die Reizintervalle genügend lang gewählt werden.

c) Die Ermüdung bei verschieden großer Belastung.

In der Tab. II habe ich die Versuche zusammengestellt, wo die gleichnamigen Muskeln eines und desselben Tieres in demselben Rhythmus, aber bei verschieden großer Belastung bis zur Erschöpfung gereizt wurden. Durch diese Versuche beabsichtigte ich festzustellen, wie unter sonst ähnlichen Umständen die Größe der Belastung auf den Gang der Ermüdung einwirkt.

Tabelle II.

Versuchsfrosch Nummer	Rechter = r. linker = l. M. gastrocnemius	Gewicht des Muskels in g	Arbeitszeit in Min.	Reizintervalle in Sek.	Die Hubhöhe in mm angegeben			Zahl der Einzelzuckungen während d. Versuches	Belastung in g	Geleistete Arbeit in g-mm
					d. höchsten Zuckungen	d. niedrigst. Zuckungen	d. Zuckung. im Durchschnitt			
8	r.		26	4	4·6	0·3	3·0	371	43	22133
	l.		32	„	4·1	0·3	2·4	462	107·5	120686
9	r.		20	4	3·3	0·5	2·3	286	107·5	69176
	l.		30	„	4·2	0·8	2·8	400	43	48364
10	r.		30	4	3·6	0·4	2·4	425	107·5	109193
	l.		38	„	4·0	0·4	2·7	534	43	61768
11	r.		15	2	3·6	0·4	2·3	432	64·5	64366
	l.		12	„	3·3	0·3	2·2	346	107·5	80713
13	r.		23	3	4·0	0·4	2·6	462	107·5	127142
	l.		25	„	4·1	0·3	2·8	508	43	60071
23	r.		13	2	2·4	0·2	1·5	409	60	37546
	l.		21	„	3·3	0·2	1·7	595	30	30167
24	r.		10	2	1·8	0·1	1·2	320	60	22464
	l.		14	„	2·5	0·1	1·5	410	30	17958
25	r.		9	2	3·5	0·1	1·5	304	60	28090
	l.		22	„	3·5	0·2	1·6	631	30	29720
26	r.		12	2	3·2	0·1	1·8	404	60	43147
	l.		22	„	3·8	0·2	1·9	631	30	35210
32	r.	0·798	22	2	5·1	0·2	2·1	701	15	21661
	l.	0·894	15	„	4·5	0·2	2·4	485	30	34338
33	r.	1·007	11	2	4·6	0·3	2·6	318	30	24709
	l.	1·009	18	„	5·2	0·3	2·1	519	15	15726
34	r.	0·888	55	4	5·1	0·3	2·2	895	15	28864
	l.	0·890	23	„	4·2	0·4	2·6	392	60	60917
35	r.	1·005	13	2	3·6	0·4	2·12	416	60	52915
	l.	1·033	34	„	5·1	0·9	2·0	1006	15	30029
36	r.	1·094	26	2	5·4	0·4	2·1	818	15	25522
	l.	1·119	9	„	4·0	0·2	2·1	298	120	76169
37	r.	1·137	23	4	3·2	0·3	1·7	384	120	77414
	l.	1·172	55	„	4·3	0·4	2·0	863	15	26408

Tabelle II. (Fortsetzung.)

Versuchsfrosch Nummer	Rechter = r. linker = l. M. gastrocnemius	Gewicht des Muskels in g	Arbeitszeit in Min.	Reizintervalle in Sek.	Die Hubhöhe in mm angegeben			Zahl der Einzelzuckungen während d. Versuches	Belastung in g	Geleistete Arbeit in g-mm
					d. höchsten Zuckungen	d. niedrigst. Zuckungen	l. Zuckung. im Durchschnitt			
38	r.		28	2	4·1	0·2	2·1	869	15	27504
	l.		39	„	6·0	0·5	2·6	1183	3	9369
39	r.	1·308	18	1	4·9	0·2	1·8	1003	3	5446
	l.	1·301	13	„	4·1	0·3	2·0	734	15	21910
40	r.	1·010	9	1	4·2	0·2	2·4	563	30	39860
	l.	1·049	20	„	5·1	0·3	1·9	1162	3	6449
41	r.	1·474	13	1	4·3	0·2	1·7	744	3	3884
	l.	1·559	7	„	4·7	0·3	2·6	411	30	31811
42	r.	0·997	20·5	1	6·4	0·1	1·6	1247	3	5953
	l.	0·956	6	„	4·1	0·2	1·9	363	60	40946
43	r.	0·787	33	2	4·3	0·2	1·7	1052	3	5334
	l.	0·772	11	„	2·2	0·1	1·3	382	120	61426
44	r.	0·889	5	1	3·0	0·1	1·6	329	120	62773
	l.	0·918	18	„	5·1	0·1	2·0	1109	3	6521
45	r.	1·086	60	4	5·0	0·4	2·0	832	30	50669
	l.	1·096	34	„	4·3	0·2	2·4	455	60	66066
46	r.	0·855	34	4	3·7	0·2	2·1	506	30	31789
	l.	0·865	19	„	2·7	0·2	1·7	276	120	55642
47	r.	1·088	13	2	2·9	0·1	1·5	411	120	71514
	l.	1·102	28	„	4·2	0·2	1·7	857	30	43450
48	r.	1·241	60	4	4·3	0·3	1·8	894	30	48812
	l.	1·198	17	„	2·4	0·3	1·6	267	210	91955
49	r.	1·462	8	2	3·5	0·2	2·1	259	210	116395
	l.	1·415	32	„	4·9	0·2	2·0	966	30	57091
66	r.	0·864	6	1	3·9	0·2	2·3	359	30	24879
	l.	0·739	6	„	3·9	0·3	2·2	359	60	46742
67	r.	1·273	25	2	1·7	0·1	0·9	757	150	102195
	l.	1·252	25	„	3·9	0·5	1·8	757	60	79939
68	r.	1·967	9	1	2·5	0·1	1·2	556	150	96744
	l.	2·023	9	„	4·2	0·5	2·1	556	60	70390

Bei den in dieser Tabelle aufgenommenen Versuchen ließ ich die Belastung zwischen 3 bis 210 g wechseln. In Übereinstimmung mit der Tatsache, daß der Muskel bei Einzelreizung eine um so größere

Arbeit leistet, je größer die Belastung ist, finden wir hier, daß die Arbeitssumme des Muskels bis zur Erschöpfung mit der zunehmenden Belastung sich vergrößert.

Andererseits ist die Zeitdauer, die bis zur Erschöpfung verstreicht, bei den schwerer belasteten (100 bis 210g) Muskeln wesentlich kürzer als bei den leichter belasteten; auch sind die Zuckungen bei jenen weniger ausgedehnt und die maximale Zuckungshöhe ist verhältnismäßig niedrig.

Bei kleiner Belastung macht der Muskel bis zur Erschöpfung viel zahlreichere Kontraktionen und ermüdet also viel langsamer.

Trotz dem genannten großen Unterschied in der maximalen Hubhöhe der schwer und leicht belasteten Muskeln, zeigt dennoch die durchschnittliche Zuckungshöhe in beiden Gruppen eine ziemlich geringe Differenz. Dieses hat seine Ursache darin, daß die Muskeln bei großer Belastung verhältnismäßig schnell erschöpft werden, weshalb ihr Ermüdungsabfall sehr steil erfolgt, während die mittlere Höhe der weniger belasteten Muskeln wegen des langen Ermüdungsabfalles in bedeutendem Grade abnehmen muß. Vgl. in dieser Hinsicht z. B. die Versuche 36, 43 und 44.

Die mittleren Belastungen von 30 bis 60g scheinen sich in ihrer Wirkung auf den Verlauf der Ermüdung etwas von den bereits besprochenen zu unterscheiden. Wir sehen gleich, daß die Zuckungen hier im Durchschnitt höher sind als bei den früher besprochenen Belastungen. Wohl sind die höchsten Zuckungen der wenig belasteten höher als diejenigen der eben genannten, die mittlere Höhe der letzteren ist jedoch größer als die der ersteren.

Dies zeigt uns schon, daß die Muskeln innerhalb gewisser Grenzen der Belastung, die in den vorliegenden Versuchen etwa 30 bis 100g betragen, ihrer maximalen oder beinahe maximalen Kontraktionsfähigkeit entfalten können, indem bis zu dieser Grenze die mittlere Hubhöhe unabhängig von der Größe der Belastung etwa dieselbe bleibt. Ausnahmen von dieser Regel bilden die Versuche 23 und 24, bei welchen die Muskeln leider nicht gewogen wurden. Diese Versuche wurden an Rana temporaria gemacht und sind die einzigen an diesem Tier, die in den Tabellen aufgenommen sind. Die geringere Leistungsfähigkeit seiner Muskeln stellt vielleicht die Ursache der Abweichung von der allgemeinen Regel dar.

Durch Steigerung der Belastung nimmt, wie aus der Tabelle ersichtlich, die geleistete Arbeit in kleinerer Proportion als die Belastung zu, und im allgemeinen läßt sich sagen, daß je größer die Belastung ist, um so kleiner fällt die Arbeit im Verhältnis zur Belastung aus.

Der stark belastete Muskel kann also eine sehr große Arbeit in kurzer Zeit leisten, dabei kann er sich indessen nie in einem so großen Umfange wie bei einer kleineren Belastung zusammenziehen.

Andererseits vermag sich der schwach belastete Muskel nicht über einer gewissen Grenze zusammenzuziehen, und die von ihm geleistete Arbeit kann daher nie sehr groß werden.

Schon Kronecker[1] benutzte bei seinen Ermüdungsarbeiten verschiedene Belastungen, nämlich von 20g und von 60g. Er vertauschte die Gewichte während der Versuche und bemerkte dazu, daß die Zuckungen mit langsamerem Reizrhythmus und kleinerer Belastung zunahmen. Ein Vergleich mit meinen Versuchen ist ausgeschlossen, weil ich während eines und desselben Versuches immer die gleiche Belastung benutzte. Funke[2] hat auch bemerkt, daß die Größe der Arbeit mit der Schwere des zu hebenden Gewichts variiert. Er hat Gewichte von 10, 20 und 40g benutzt und betrachtet die ersten als kleine Belastungen. Meine Ergebnisse stimmen mit den seinigen gut überein.

Fassen wir die Ergebnisse dieses Abschnittes zusammen, so können wir sagen, daß die mittleren Gewichte von 30 bis 60g für die Arbeitsleistungen der Froschmuskeln am vorteilhaftesten sind. Die Muskeln können sich dabei gut kontrahieren und die Belastungen sind genügend groß, um eine beträchtliche Arbeit zu ermöglichen.

d) Über den Verlauf der Ermüdung bei gleichnamigen Muskeln und verschiedenem Intervall der Reizung.

Funke[3] hat seinerzeit Versuche mitgeteilt, wo er die beiden M. gastrocnemii desselben Tieres benutzte, und dabei den einen Muskel jede zweite, den anderen Muskel jede vierte Sekunde reizte. Er beabsichtigte damit die Form der beiden einzelnen Zuckungskurven zu vergleichen. Die in der Tabelle III A zusammengestellten Versuche bezwecken ihrerseits, die Größe der Arbeitsleistung zu untersuchen, wenn die beiden untereinander zu vergleichenden gleich stark belasteten Muskeln in verschiedenem Rhythmus gereizt wurden. Die Versuche fanden an ausgeschnittenen Muskeln statt, und zwar blieb der zweite Muskel ganz unversehrt liegen und wurde erst dann präpariert, wenn der Versuch mit dem ersten abgeschlossen war.

---

[1] H. Kronecker, a. a. O.

[2] Otto Funke, a. a. O.

[3] Otto Funke, a. a. O. S. 240.

Als Reizintervalle sind hier benutzt: 2 und 4, 1 und 2, wie auch $2^{1}/_{2}$ und 5 Sekunden. Leider wurden die Muskeln nicht gewogen.

Tabelle III A.

Versuchsfrosch Nummer	Rechter = r. linker = l. M. gastrocnemius	Arbeitszeit in Min.	Reizintervalle in Sek.	Die Hubhöhe in mm angegeben: d. höchsten Zuckungen	Die Hubhöhe in mm angegeben: d. niedrigst Zuckungen	Die Hubhöhe in mm angegeben: d. Zuckung. im Durchschnitt	Zahl der Einzelzuckungen während d. Versuches	Belastung in g	Geleistete Arbeit in g-mm	Prozent. Arbeitsunterschied der beiden gereizten Muskeln
2	r.	35	4	3·8	1·0	2·9	523	21·5	32609	9·1
	l.	20	2	4·2	0·4	2·7	616	„	35891	
4	r.	30	4	3·8	0·8	2·7	509	21·5	29766	6·1
	l.	15	2	3·5	0·6	2·5	514	„	27959	
5	r.	30	4	3·5	1·0	2·5	495	21·5	26500	15·7
	l.	15	2	3·8	1·0	2·9	511	„	31421	
6	r.	16	4	3·6	0·3	1·5	291	107·5	46298	19·7
	l.	8	2	3·5	0·1	1·3	264	„	37178	
7	r.	26	4	3·6	0·5	2·4	398	64·5	61610	25·4
	l.	13	2	3·3	0·1	1·6	437	„	45944	
12	r.	34	4	4·0	0·7	2·9	467	43	58637	3·4
	l.	17	2	4·3	0·6	2·9	490	„	60682	
14	r.	36	4	2·5	0·5	1·6	522	64·5	53197	0·2
	l.	14	2	2·8	0·4	1·9	431	„	53097	
15	r.	60	4	5·0	0·8	2·6	808	21·5	45341	10·1
	l.	30	2	5·0	0·4	2·2	866	„	40776	
17	r.	40	4	3·9	0·5	2·3	565	43	55393	10·6
	l.	15	2	4·6	0·4	2·7	428	„	49507	
18	r.	40	4	3·8	0·5	2·3	611	43	59377	6·4
	l.	20	2	4·2	0·3	2·0	640	„	55590	
19	r.	26	2	4·5	0·5	2·1	919	21·5	41690	25·6[1]
	l.	13	1	4·6	0·3	1·8	824	„	31003	
20	r.	8	1	3·5	0·2	2·0	518	64·5	67490	0·9
	l.	16	2	3·4	0·4	2·2	469	„	66854	
21	r.	24	2	3·7	0·4	2·2	688	10·75	15975	14·5
	l.	12	1	3·8	0·4	2·3	756	„	18692	
22	r.	5	1	3·5	0·3	2·2	319	107·5	76815	9·9
	l.	14	2	3·7	0·2	1·9	422	„	85286	

[1] Wenn man die Arbeitssumme des Kontrakturgebietes 10062 g-mm zu den Arbeitsmengen der linken Muskel zusammenrechnet, so ist der prozentische Unterschied nur 1·5 Prozent.

Bei den Muskeln, welche in doppelt langsamem Rhythmus gereizt wurden, ist die Arbeitsdauer bis zur Erschöpfung in der Regel etwa doppelt so lang, wie bei den Vergleichsmuskeln. In einzelnen Fällen ist aber der schneller arbeitende Muskel verhältnismäßig früher erschöpft worden (vgl. Versuche 14, 17, 22, 109 I, 111 II, 113 II und 114 II), und andererseits liegen auch Versuche vor, wo die Ermüdung bei dem schneller arbeitenden Muskel verhältnismäßig später eingetreten ist (Versuche 2, 109 II, 111 I, 112 I, 112 II, 113 I, 114 I und 115 I). Im Versuch 2 hätte der rechte Muskel wahrscheinlich eine größere Arbeit leisten können, denn seine kürzeste Zuckung war noch etwa 1 ^{mm} hoch. Wegen einer Störung im Registrierapparate mußte aber dieser Versuch zu früh unterbrochen werden.

In seiner oft zitierten Arbeit bemerkt Kronecker, daß die Zuckungshöhe um so niedriger wird, je kürzer die Reizintervalle sind. Er zieht diese Folgerung auf Grund von Beobachtungen in einer und derselben Versuchsreihe an einem und demselben Muskel. Meiner Ansicht nach sind indessen die einzelnen Abschnitte einer Ermüdungsreihe untereinander nicht völlig vergleichbar. Auch geht es deutlich aus meinen Versuchen hervor, daß die Größe der Reizintervalle innerhalb gewisser Grenzen variiert werden kann, ohne daß dies einen merkbaren Einfluß auf die Zuckungshöhe hätte. Wollte ich aus meinen Versuchen einen Schluß hinsichtlich der Wirkung, welche dieser Faktor auf die Zuckungshöhe des Muskels ausübt, ziehen, so würde ich der Abkürzung der Reizintervalle eine erhöhende Wirkung auf die Zuckung zuschreiben müssen. Die Zuckungshöhen sind nämlich durchweg am höchsten in den Versuchsreihen, wo das Reizintervall eine Sekunde war, also gerade das kürzeste Reizintervall, das ich benutzt habe. Innerhalb gewisser Grenzen hat also eigentlich nur die Belastungsgröße einen merkbaren Einfluß auf die Zuckungshöhe des maximal gereizten, ausgeschnittenen, nicht ermüdeten Muskels.

Die Größe der in der Tabelle angegebenen minimalen Zuckungen ist recht verschieden. Verbindet man die Spitzen der einzelnen Zuckungen einer Zuckungsreihe miteinander, so entsteht, wie schon bemerkt, eine Kurve mit einem langsam abfallenden Schenkel. Je mehr der Muskel erschöpft ist, um so kleiner ist natürlich die Zuckungshöhe und zugleich auch der Unterschied zwischen den einzelnen Zuckungen, und der Muskel kann schließlich sehr lange außerordentlich kleine Zuckungen ausführen. Wann der Muskel als vollständig erschöpft zu betrachten ist, ist daher sehr schwer festzustellen, und auch bei den Parallelversuchen konnte nicht immer dieselbe minimale Hubhöhe der beiden arbeitenden Muskeln als Ermüdungsgrenze angenommen werden. Dieses beruhte nicht nur auf der Schwierigkeit der Abschätzung, denn dieselbe gelingt bei einiger Übung verhältnismäßig leicht, sondern vielmehr auf dem nur sehr allmählich fortschreitenden Abfall der Hubhöhe bei den langsamer arbeitenden Muskeln. Ohne Einfluß bleibt diese Abschätzung der minimalen Höhe besonders auf die Arbeitsgröße nicht, da aber die Abschätzung immer in tunlichst derselben Weise ausgeführt wurde, kann dieser Umstand nur wenig die Gültigkeit der Resultate beeinträchtigen.

In manchen Fällen sind auch die minimalen Hubhöhen der Muskelpaare gleich groß gewesen, so z. B. in den Versuchen 4, 5, 12, 21 und 22. Ich führe dieses an, ohne damit behaupten zu wollen, daß diese Versuche als besser gelungen zu betrachten wären. Es ist nur bemerkenswert darum, weil in diesen Fällen der eine Muskel doppelt so lange Zeit gearbeitet hat, wie der andere. Wir kommen weiter unten bei Besprechung der Arbeitsgröße auf diesen Umstand zurück.

Die durchschnittliche Zuckungshöhe einer jeden Zuckungsreihe scheint in sehr hohem Maße vom Vermögen des Muskels, ihre maximale Kontraktionsfähigkeit beizubehalten, abhängig zu sein. In der Hauptsache sind die Mittelwerte einander sehr gleich, nur in einigen Versuchen können wir beträchtliche Abweichungen verzeichnen, was wohl auf individuelle quantitative und qualitative Verschiedenheiten der einzelnen Muskeln zurückzuführen ist.

Die Zahl der einzelnen Zuckungen müßte ja eigentlich gleich groß sein, da ja der eine Muskel immer etwa genau doppelt so lange gearbeitet hat, wie der andere seltener gereizte Muskel. Wie aus der Tabelle ersichtlich, ist dies aber nicht der Fall. Der Unterschied beruht darauf, daß das Metronom, wenn das Uhrwerk vollständig aufgezogen war, etwas schneller als später ging. Der Unterschied ist aber so klein, daß es den Vergleich in keiner Weise stören kann.

Die Belastung der beiden zu vergleichenden Muskeln in den betreffenden Versuchsreihen ist immer dieselbe gewesen.

Von besonderem Interesse ist die bei verschiedenem Reizintervall von den zueinander gehörigen Muskelpaaren bis zur Erschöpfung geleistete Arbeit.

Aus den in der Tabelle I verzeichneten Versuchen geht hervor, daß die gleichnamigen Muskeln eines und desselben Frosches, wenn sie bei gleicher Belastung in gleichem Rhythmus gereizt werden, im allgemeinen eine merkbar gleiche Arbeit leisten, indem die Differenz durchschnittlich nur 6 Proz. beträgt. Es muß indessen bemerkt werden, daß in einzelnen Versuchen (2 unter 21 Versuchen) die

Differenz auf 30 Proz. und mehr steigen konnte. Diese Erfahrungen sollen als Grundlage bei den jetzt zu erörternden Beobachtungen dienen.

Die Versuche 2, 5, 12, 20 und 21 zeigen, daß, obgleich die Arbeitsdauer bei den Versuchen in schnellerem Rhythmus kaum die Hälfte von der bei den Versuchen in langsamerem Rhythmus betrug, dennoch die Gesamtarbeitsleistung bei jenen größer war als bei diesen. In den Versuchen 4, 6, 7, 15, 17, 18, 19 und 22 ist wiederum die Arbeit des in langsamerem Rhythmus arbeitenden Muskels größer als die des schneller arbeitenden. In diesem Falle ist auch die Arbeitszeit eine viel längere.

Der Unterschied ist indessen nicht besonders groß und beträgt unter den 14 in der Tabelle III A aufgenommenen Versuchen zweimal 25 Proz., je einmal 19·7 und 15·7 und in den übrigen Versuchen 14·5 bis 0·2 Proz. Durchschnittlich ist die Differenz 11·3 Proz. und also derselben Ordnung wie die prozentige Differenz der Arbeitsleistung des gleichnamigen Muskels desselben Tieres, wenn die Reizung bei gleicher Belastung und in gleichem Rhythmus erfolgte (vgl. S. 20).

In bezug auf einige einzelne Versuche ist noch folgendes zu bemerken:

Die Muskeln im Versuch 6 waren, wie aus der Größe der letzten Zuckungen ersichtlich, gegen Ende des Versuches sehr schwach; außerdem arbeiteten sie mit sehr starker Belastung: schon ein geringer Unterschied in der Zuckungshöhe muß daher einen beträchtlichen Einfluß auf die Arbeitsgröße ausüben, was wohl zum Teil wenigstens die große Differenz bei der Leistung der Muskeln in diesem Versuch erklärt.

Auch im Versuch 19 findet sich ein auffallender Unterschied zwischen den Arbeitsgrößen der beiden Muskeln. Das ist aber von der Kontraktion bedingt, welche die Arbeitskurve des linken Muskels sehr verkürzt. Wenn man durch eine gerade Linie die Ruhepunkte der die Kontraktionsgebiete umgebenden Zuckungen miteinander verbindet, und die Arbeitsgröße der so konstruierten Kurve berechnet, so wird der Unterschied zwischen der Gesamtleistung der beiden Muskeln statt 25·6 Prozent nunmehr bloß 1·5 Proz. (Taf. II, Fig. 14) betragen.

Diese Erfahrungen zeigen also, daß unter sonst gleichen Umständen die Gesamtarbeitsleistung des ausgeschnittenen Muskels im großen und ganzen etwa gleichgroß ausfällt, gleichgültig, ob der Muskel in einem schnelleren oder langsameren Rhythmus arbeitet. Daraus läßt sich mit einer gewissen Wahrscheinlichkeit schließen, daß der vom Körper ausgeschnittene Muskel zu seiner Verfügung eine gewisse Menge dissimilierbarer Stoffe hat, auf deren

Kosten unabhängig vom Rhythmus der Reizung die gleiche Arbeitsleistung ausgeführt werden kann.

Da es mir von Interesse erschien, diese Resultate auch an blutdurchströmten Froschmuskeln zu prüfen, stellte ich nach der S. 6 angegebenen Methode eine Reihe derartiger Versuche an, welche in die Tabelle III B eingetragen sind. Sie wurden in der Weise ausgeführt, daß der elektrische Strom vom Sattel nach dem einen Schenkel ging, weshalb der andere gar nicht zuckte. Nachdem der zuerst gereizte Muskel erschöpft war, wurde der zweite Muskel gereizt. (Vgl. Tab. III B. S. 30.)

Schon bei einer oberflächlichen Betrachtung dieser Tabelle finden wir, wie die Arbeitsleistungen der untereinander zu vergleichenden Muskelpaare in einem viel höherem Grade abweichen, als bei den Versuchen an entbluteten Muskeln.

Die Arbeitszeiten sind sehr verschieden gewesen. Der später arbeitende Muskel kommt im Versuche 109 kaum mehr als zum Drittel der Arbeitsleistung des ersteren. Nach der $17^1/_2$ Stunden dauernden Ruhe ist aber die kürzere Arbeitszeit schon etwa die Hälfte der längeren. Im Versuch 111 I ist die Arbeitsdauer der beiden Muskeln etwa dieselbe. Nach der 14 stündigen Ruhepause leistet der rechte Muskel kaum ein Drittel so viel Arbeit wie der linke. Hieraus scheint hervorzugehen, daß im Versuche 109 der linke, im Versuche 111 der rechte Muskel verhältnismäßig schwach war. Ähnliche Unregelmäßigkeiten finden wir in allen Versuchen.

Nach Ende des Versuches wurde den Muskeln eine lange Ruhepause gewährt, um sich zu erholen (vgl. unten S. 33). Im allgemeinen ist aber die Arbeit nach der Pause gewöhnlich kleiner als vor derselben. Möglicherweise ist diese Schwäche der Muskeln dem Umstande zuzuschreiben, daß die Versuche an Winterfröschen stattfanden.

Die Reizintervalle sind 5 bzw. $2^1/_2$ Sekunden gewesen. Wie wir später sehen werden, repräsentiert ein Reizintervall von 5 Sekunden gerade einen Grenzwert, bei welchem schon der Einfluß der Zirkulation sich bemerkbar machen kann. Es ist daher möglich, daß die größere Arbeitsleistung des langsamer arbeitenden Muskels von der Blutversorgung bedingt ist. Dieses wird besonders durch einen Versuch beleuchtet, bei welchem der Muskel den ersten Tag in 5 Sekunden Rhythmus 3 Stunden 5 Minuten arbeitet, den zweiten Tag in $2^1/_2$ Sekunden Rhythmus nur 34 Minuten.

Die maximalen Zuckungen bei diesen Versuchen sind im Gegen-

Tabelle III B.

Versuchsfrosch Nummer	Rechter = r. linker = l. M. gastrocnemius	Gewicht des Muskels in g	Arbeitszeit in Min.	Ruhezeit	Reizintervalle in Sek.	Die Hubhöhe in mm angegeben: d. höchsten Zuckungen	d. niedrigsten Zuckungen	d. Zuckung. im Durchschnitt	Zahl der Einzelzuckungen während d. Versuches	Belastung in g	Geleistete Arbeit in g-mm	Prozent. Arbeitsunterschied der beiden gereizten Muskeln	Prozentische Zu- oder Abnahme der Arbeitsleistung nach der Ruhe
109 I	r.		25		5	3·2	0·2	1·7	294	60	29812	42·9	
	l.		9		$2^1/_2$	2·3	0·2	1·3	214	60	16949		
II	r.		14	17 St. 30′	$2^1/_2$	2·7	0·2	1·4	329	60	26649	15·6	r. = −10·6
	l.		27	„	5	2·3	0·2	1·7	317	60	31573		l. = +46·3
111 I	r.		26		5	2·3	0·3	1·4	303	90	37087	53·0	
	l.		26		$2^1/_2$	3·2	0·4	1·5	605	90	78952		
II	r.	0·961	11	14 St.	$2^1/_2$	1·6	0·2	0·9	259	90	21911	54·9	r. = −40·9
	l.	1·015	35	„	5	2·5	0·4	1·3	403	90	48602		l. = −38·4
112 I	r.		21		$2^1/_2$	2·6	0·4	1·4	504	90	64411	4·9	
	l.		28		5	3·5	0·2	2·0	368	90	67234		
II	r.	1·002	26	17 St.	5	3·7	0·2	2·1	305	90	56547	19·7	r. = −12·2
	l.	1·000	18	„	$2^1/_2$	3·2	0·3	1·9	414	90	70421		l. = + 4·5
113 I	r.		44		5	3·4	0·5	1·6	521	60	48765	9·1	
	l.		25		$2^1/_2$	2·7	0·5	1·3	591	60	44325		
II	r.	0·682	14	17 St. 40′	$2^1/_2$	3·1	0·3	1·7	335	60	33165	2·5	r. = −32·0
	l.	0·709	38	„	5	2·7	0·4	1·2	449	60	32328		l. = −27·1
114 I	r.		13		$2^1/_2$	3·3	0·3	2·0	309	150	91309	46·4	
	l.		23		5	1·8	0·2	1·2	274	150	48909		
II	r.	1·597	28	16 St. 40′	5	1·8	0·2	1·3	330	150	64845	42·3	r. = −29·0
	l.	1·599	11	„	$2^1/_2$	2·9	0·3	1·0	260	150	37440		l. = −23·4
115 I	r.		20		$2^1/_2$	3·3	0·4	1·7	469	90	72601	15·2	
	l.		32		5	3·1	0·2	1·9	364	90	61589		
II	r.	1·333	22	16 St. 20′	5	2·5	0·3	1·6	263	90	37399	4·3	r. = −48·5
	l.	1·397	11	16 St. 40′	$2^1/_2$	2·9	0·2	1·7	260	90	39078		l. = −36·6

satze zu den früheren sehr verschieden hoch gewesen. Diese scheint indessen nicht in bemerkenswerter Weise von dem Reizrhythmus abhängig zu sein. In den Versuchen 109, 111 (r), 112 und 113 scheint der langsamere Reizrhythmus die Zuckungshöhe zu begünstigen. Das Entgegengesetzte finden wir aber in den Versuchen 111 (l), 114 und 115.

Auch die mittlere Höhe der Zuckungen ist bei den zu vergleichenden Muskeln sehr verschieden.

Die Belastungen sind sehr verschieden gewesen und waren, wie es scheint, wahrscheinlich zu groß, was möglicherweise die große Variabilität in diesen Versuchen zum Teil verursacht hat.

In der Tat ist die Arbeitsgröße des rechten und des linken Muskels dermaßen ungleich und variierend, daß ein Vergleich aussichtslos erscheint. So beträgt der Unterschied der Arbeit im Versuch 109 I 42·9 Proz., im Versuche 109 II wiederum nur 15·6 Proz., und dabei rührt die Mehrarbeit nicht von dem gleichseitigen Muskel her. Von einem Tag zum anderen ist die Arbeitsfähigkeit des rechten Muskels um 10·6 Proz. geringer geworden, die Arbeitsfähigkeit des linken Muskels wieder um 46·3 Proz. größer geworden. Die Ergebnisse scheinen darauf zu deuten, daß die langsamere Arbeit vorteilhafter wäre.

Im Versuch 111 ist auch ein großer Unterschied in der Arbeitsgröße der beiden Muskeln vorhanden. Vor der Ruhepause beträgt er 53 Proz., nach derselben 54·9 Proz. In beiden Fällen ist der gleiche (rechte) Muskel der schwächere. Seine Erholung ist nur um ein geringes kleiner als die des linken Muskels. Der Unterschied der Arbeitsleistung zwischen den beiden Ermüdungsserien beträgt für den rechten — 40·9 Proz., für den linken — 38·4 Proz. Alle diese Versuche ergeben, daß dem Reizintervalle kein merkbarer Einfluß zukommt. Möglicherweise könnte man sagen, daß sie einen günstigen Einfluß der kleinen Reizintervalle dartun.

Der Versuch 112 erinnert an den Versuch 109. Hier ist der Unterschied zwischen der von den beiden Muskeln geleisteten Arbeit im Anfange verhältnismäßig klein, d. h. 4·9 Proz., nach der Ruhepause ist er viel größer, nämlich 19·7 Prozent. Dies hat seine Ursache darin, daß die Arbeitsfähigkeit des rechten Muskels um 12·2 Proz. vermindert und diejenige des linken um 4·5 Proz. gestiegen ist. Der Unterschied scheint von dem ungleichen Reizrhythmus herzurühren und zwar ist der langsamere Rhythmus in diesem Falle der günstigere.

Die Versuche 113 und 115 sind einander sehr ähnlich. Zwischen den zu vergleichenden Muskeln besteht eine kleine Verschiedenheit, welche für den schnelleren Reizrhythmus günstig spricht. Die Ruhepause ist in beiden Versuchen eine ungenügende gewesen, weshalb die Größe der nachfolgenden Arbeit sehr vermindert ist und zwar im ersten Falle um 30 Proz., im zweiten Falle um 43 Proz.

Im Versuch 114 ist der Unterschied der geleisteten Arbeit sehr beträchtlich, auch ist die Verminderung der Arbeitskraft auffallend. Wir haben mit etwa denselben Verhältnissen zu tun wie im Versuch 111, und verweise ich daher auf diesen.

Aus diesen Versuchen lassen sich keine Schlüsse im Sinne der aus der Tabelle III A hervorgehenden Resultate ziehen. Eigentümlich ist der Umstand, daß der langsamer arbeitende Muskel nicht immer eine größere Arbeit als der schneller arbeitende verrichtet, denn nicht selten hat der in $2^1/_2$ Sek. Rhythmus arbeitende Muskel eine größere Arbeit als der in 5 Sek. Rhythmus arbeitende geleistet. Die Arbeitsdauer ist gewöhnlich nur die Hälfte derjenigen bei dem langsamer arbeitenden Muskel, bisweilen mehr wie die Hälfte, immer jedoch sehr viel kürzer.

Ein Vergleich zwischen den Tabellen III A und III B ist auch darum schwer auszuführen, weil der Rhythmus der Reizung in beiden wesentlich verschieden war. Bei sämtlichen Versuchen an entbluteten Muskeln gingen die Resultate in der gleichen Richtung. Jensen[1] behauptet allerdings, daß zwischen den Ermüdungserscheinungen des blutdurchströmten und des entbluteten Muskels kein beträchtlicher Unterschied bestände. Meine Versuche scheinen das Gegenteil zu ergeben. Ohne die Ursache, weshalb meine Resultate von denen Jensens abweichen, näher zu erörtern, will ich hier nur bemerken, daß auch, abgesehen von dem verschiedenen Arbeitsrhythmus, die Versuche an blutdurchströmten Muskeln gerade wegen der Blutdurchströmung ein ganz anderes Resultat als die an entbluteten Muskeln ergeben haben. Denn auch wenn die Blutzufuhr bei weitem nicht genügte, um die wegen der bedeutenden Arbeit stark in Anspruch genommenen Vorräte des Muskels vollständig zu ersetzen, so muß sie dennoch jedenfalls einen gewissen Ersatz gebracht haben. Infolgedessen wird der blutdurchströmte Muskel die Arbeit länger als der entblutete leisten können; ferner ist es möglich, daß die Zufuhr nicht zu beiden Muskeln gleichmäßig erfolgt ist, und in diesem Falle ist es nicht

---

[1] Paul Jensen, a. a. O. S. 72.

schwer zu verstehen, daß der eine Muskel selbst bei schnellerem Rhythmus der Reizung eine größere Arbeit als der andere hat leisten können.

e) Die Erholung des Muskels.

Durch die Untersuchungen von Mosso[1] und von anderen ist beim Menschen diejenige Zeit ungefähr bestimmt, welche ein ermüdeter Muskel zur vollständigen Erholung nötig hat. Bei diesen Versuchen dürften indessen auch die Einwirkungen von seiten des Nervensystems in Betracht gezogen werden müssen, und die betreffenden Resultate sind daher nicht ohne weiteres auf den Muskel an sich zu beziehen.

Entsprechende Versuche am Froschmuskel wurden von Rollett[2] ausgeführt. Nach diesen teilt er die Erholung in eine „anpassende" und eine „nicht anpassende". Er benutzte Erholungszeiten von 5 Minuten bis zu 24 Stunden und bemerkte, daß eine Erholung von 3 Stunden gewöhnlich eine anpassende ist, oft ist aber auch eine sehr viel längere Erholungszeit nötig. Die ungenügende Ruhezeit entspricht der nicht anpassenden Erholung.

Rollett hat den Grad der Erholung auf Grund einer Analyse des zeitlichen Verlaufes der einzelnen Muskelkontraktion bestimmt, und zwar wurde nach etwa 200 Einzelzuckungen eine Zuckungskurve zur Analyse benutzt, und dabei die Höhe und Länge des Kreszenten und des Dekreszenten genau festgestellt.

Meinerseits habe auch ich eine Anzahl Versuche zur Aufklärung dieser Frage gemacht; sie sind in die Tabelle IV aufgenommen. (Vgl. Tab. IV, S. 34 u. 35.)

Die hier aufgenommenen sind sämtlich an blutdurchströmten Muskeln ausgeführt.

Aus der Tabelle geht hervor, daß mehrere Stunden nötig sind, um eine vollständige Erholung zustande zu bringen. Jedoch kann der Muskel sich schon nach einigen Minuten dermaßen erholen, daß seine Arbeit jetzt bedeutend größer ist als während einer gleichlangen Zeit kurz vor der Pause. Lange dauert aber die Arbeitsfähigkeit des Muskels nach einer solchen Erholung nicht. Er führt nur einige verhältnismäßig sehr hohe Zuckungen aus und ist dann wieder erschöpft.

---

[1] Angelo Mosso, Über die Gesetze der Ermüdung. *Archiv f. Anat. u. Physiol.* Physiol. Abteil. 1890.

[2] A. Rollett, *Archiv f. d. ges. Physiol.* Bd. LXIV. S. 529.

Tabelle IV.

Versuchsfrosch Nummer	Rechter = r. linker = l. M. gastrocnemius	Gewicht des Muskels in g	Arbeitszeit in Min.	Ruhepause	Reizintervalle in Sek.	Die Hubhöhe in mm angegeben: d. höchsten Zuckungen	d. niedrigst. Zuckungen	d. Zuckung. im Durchschnitt	Zahl der Einzelzuckungen während d. Versuches	Belastung in g	Geleistete Arbeit in g-mm
56 I	r.		28		4	2·4	0·3	1·5	393	150	87836
	l.		„		„	2·1	0·2	1·1	393	150	67203
II	r.	1·086	1	2′	„	0·5	0·3	0·4	13	150	721
	l.	1·016	„	„	„	0·4	0·2	0·3	13	150	468
57 I	r.		15		2	2·4	0·4	1·4	421	60	35869
	l.		„		„	3·5	0·3	2·2	421	60	56077
II	r.		12	31′	„	2·1	0·3	0·9	323	60	16473
	l.		„	„	„	1·7	0·1	0·2	323	60	4264
III	r.	1·227	$^1/_2$	2′	„	0·6	0·3	0·4	13	60	335
	l.	1·112	„	„	„	0·2	0·1	0·1	13	60	78
58 I	r.		21		2	3·3	0·5	2·0	598	60	71042
	l.		„		„	3·7	0·2	1·9	598	60	67096
II	r.	1·069	10	20′	„	1·8	0·4	0·8	267	60	12976
	l.	1·028	„	„	„	1·6	0·1	0·2	267	60	3845
60 I	r.		7		1	3·7	0·2	2·1	417	60	53293
	l.		„		„	3·7	0·4	2·3	417	60	56795
II	r.	1·132	2	20′	„	2·2	0·1	0·3	107	60	1733
	l.	1·154	„	„	„	2·3	0·2	0·3	107	60	2054
61 I	r.		20		2	3·1	0·2	2·0	560	60	66192
	l.		„		„	3·6	0·7	2·0	560	60	65520
II	r.	1·323	9	20′	„	2·2	0·3	0·7	239	60	9464
	l.	1·257	„	„	„	1·0	0·1	0·2	239	60	3155
62 I	r.		24		2	4·4	0·3	2·2	674	60	90586
	l.		„		„	4·2	0·5	2·4	674	60	98269
II	r.		6	30′	„	1·6	0·2	0·5	183	60	5819
	l.		„	„	„	2·0	0·4	0·7	183	60	7357
III	r.	1·492	1	2′	„	0·6	0·2	0·4	28	60	588
	l.	1·499	„	„	„	0·8	0·3	0·4	28	60	655
63 I	r.		10		1	3·8	0·2	2·0	587	60	68679
	l.		„		„	3·2	0·3	1·9	587	60	64453
II	r.	1·083	3	43	„	2·0	0·2	0·4	167	60	4208
	l.	1·088	„	„	„	2·0	0·3	0·5	167	60	4910
64 I	r.		7		1	3·7	0·3	1·9	410	60	46740
	l.		„		„	3·7	0·4	2·0	410	60	48708
II	r.		6	19 St. 40′	„	4·2	0·2	2·3	365	60	50151
	l.		„	„	„	4·2	0·3	2·3	365	60	49713
III	r.		5	3 St. 22′	„	4·0	0·2	1·4	316	60	27113
	l.		„	„	„	3·8	0·2	1·3	316	60	23890
IV	r.		6	20 St. 15′	„	3·5	0·3	1·7	365	60	37230
	l.		„	„	„	3·4	0·2	1·4	365	60	31317
V	r.	1·011	$3^1/_2$	2 St. 45′	„	3·5	0·2	1·0	206	60	12113
	l.	1·021	„	„	„	3·2	0·2	0·7	206	60	8528

Tabelle IV (Fortsetzung).

Versuchsfrosch Nummer	Rechter = r. linker = l. M. gastrocnemius	Gewicht des Muskels in g	Arbeitszeit in Min.	Ruhepause	Reizintervalle in Sek.	Die Hubhöhe in mm angegeben			Zahl der Einzelzuckungen während d. Versuches	Belastung in g	Geleistete Arbeit in g mm
						d. höchsten Zuckungen	d. niedrigst. Zuckungen	d. Zuckung. im Durchschnitt			
65 I	r.		11		2	2·2	0·2	1·3	324	150	65124
	l.		"		"	2·5	0·2	1·5	324	150	72900
II	r.		11	18 St. 20′	"	2·8	0·2	1·6	324	150	79218
	l.		"	"	"	2·8	0·2	1·6	324	150	79704
III	r.		11	3 St. 12′	"	2·7	0·3	1·2	326	150	59169
	l.		"	"	"	2·5	0·3	1·2	326	150	57702
IV	r.		11	21 St. 10′	"	2·6	0·2	1·3	348	150	67338
	l.		"	"	"	2·5	0·5	1·3	348	150	69948
V	r.	0·856	6	4 St. 20′	"	1·8	0·1	0·5	197	150	14184
	l.	0·887	"	"	"	1·6	0·2	0·5	197	150	15662
71 I	r.		34		4	3·3	0·5	2·0	538	90	98299
	l.		"		"	2·3	0·1	1·3	538	90	64399
II	r.		18	3 St. 15′	"	3·3	0·4	1·7	288	90	44842
	l.		"	"	"	4·5	0·4	2·0	288	90	52877
III	r.	0·974	20	18 St.	"	2·4	0·3	1·3	297	90	35551
	l.	0·971	"	"	"	2·6	0·2	1·5	297	90	38759
72 I	r.		29		4	2·7	0·3	1·8	454	90	73957
	l.		"		"	2·7	0·2	1·7	454	90	70688
II	r.	0·844	10	1 St. 30′	"	2·7	0·3	0·8	173	90	11678
	l.	0·831	"	"	"	2·5	0·3	0·7	173	90	10121
66 I	r.		6		1	3·9	0·2	2·3	359	30	24879
	l.		"		"	3·9	0·3	2·2	359	60	46742
II	r.		$6^1/_2$	21 St. 38′	"	3·5	0·2	1·7	386	60	39372
	l.		"	"	"	3·6	0·2	1·9	386	30	22465
III	r.		$7^1/_2$	1 St. 35′	"	3·6	0·2	0·8	435	30	10832
	l.		"	"	"	3·6	0·1	0·6	435	60	16704
IV	r.	0·864	3	3 St. 10′	"	2·5	0·1	0·5	180	60	5076
	l.	0·739	"	"	"	2·4	0·1	0·5	180	30	2700
67 I	r.		25		2	1·7	0·1	0·9	757	150	102195
	l.		"		"	3·9	0·5	1·8	757	60	79939
II	r.		20	12 St. 20′	"	3·8	0·4	2·0	573	60	69448
	l.		"	"	"	3·7	0·1	1·3	573	150	114314
III	r.	1·273	12	3 St. 45′	"	2·9	0·1	1·0	343	150	51965
	l.	1·252	"	"	"	4·0	0·2	1·6	343	60	32516
68 I	r.		9		1	2·5	0·1	1·2	556	150	96744
	l.		"		"	4·2	0·5	2·1	556	60	70390
II	r.		12	11 St. 15′	"	3·7	0·4	1·9	761	60	84928
	l.		"	"	"	4·2	0·1	1·2	761	150	138122
III	r.		6	1 St. 35′	"	3·0	0·2	1·0	382	150	54435
	l.		"	"	"	3·6	0·2	1·0	382	60	22691
IV	r.	1·967	7	3 St.	"	2·7	0·4	1·4	443	60	37478
	l.	2·023	"	"	"	3·3	0·1	1·2	443	150	76418

Bei dem Versuche 56 ist zu beobachten, daß die Arbeitsfähigkeit des linken Muskels sehr viel geringer war als die des rechten. Nach einer Ruhezeit von nur 2 Minuten ist der Unterschied zwischen den beiden Muskeln noch größer. Möglicherweise erholt sich der kleinere Muskel langsamer als der größere. Dieses Verhältnis scheint in den meisten der Versuche mit kürzeren Ruhezeiten, d. h. solchen von höchstens 3 bis 4 Stunden, stattzufinden (vgl. die Versuche 58, 60, 61, 62).

Der Versuch 57 ist in dieser Hinsicht eigentümlich. Im Anfang stellt sich der linke Muskel viel kräftiger als der rechte dar, und seine Arbeit ist auch wesentlich größer, desgleichen die mittlere Zuckungshöhe, und zwar zeichnen sich insbesondere die ersten Zuckungen durch ihren großen Umfang aus. Danach folgt aber der Abfall recht steil und gegen Ende der Arbeitszeit wird der linke Muskel nicht unbedeutend vom rechten übertroffen. Nach 31 Minuten Ruhepause leistet der rechte Muskel eine beinahe viermal so große Arbeit wie der linke. Dasselbe Verhältnis besteht auch nach der letzten kurzen Ruhepause von 2 Minuten. Die Deutung dieses eigentümlichen Verhaltens ist nicht leicht und nur unter aller Reserve habe ich den folgenden Versuch einer Erklärung entworfen. Der rechte Muskel war ursprünglich der kräftigere, aus irgendeiner Ursache aber war sein Vorrat an Arbeitsstoffen zu Beginn der Arbeit kleiner als der des linken Muskels. Nach der ersten Ermüdungsreihe kamen seine kräftigeren Eigenschaften zum Vorschein und er konnte eine größere Arbeitsleistung entfalten.

Beim Versuch 63 ist etwa dasselbe zu bemerken. Der Arbeitsunterschied ist aber hier nicht so groß.

Aus diesen Versuchen folgt, daß eine Ruhezeit etwa von $^3/_4$ Stunden ganz ungenügend ist, um die Muskelkraft wieder herzustellen.

Eine Ruhezeit von $1^1/_2$ bis 3 Stunden scheint auch nicht ausreichend zu sein, wie aus den Versuchen 64 V r., 64 V l., 72 II r., 66 III r., 66 III l., 68 III r., 68 III l. ersichtlich ist.

Als Grenzwerte für anpassende Ruhezeit können wir 3 bis 6 Stunden angeben. In einigen Fällen, wie z. B. in den Versuchen 68 IV r. und 68 IV l., ist eine Ruhezeit von 3 Stunden ausreichend gewesen, denn die Arbeit ist nach der Ruhe größer als vor derselben und beinahe gleich groß wie bei der ersten Ermüdungsreihe. In den Versuchen 65 III r., 65 III l., 71 II r. und 71 II l. scheint eine Ruhezeit von 3 Stunden 12 Minuten und 3 Stunden 15 Minuten genügend, die Arbeit ist beinahe dieselbe gewesen, wenn auch die Form der Kurven etwas abweichend war.

Es gibt indessen Versuche, wie 65 V r., 65 V l., 66 IV r., 66 IV l.,

67 III r., 67 III l., wo eine Ruhepause von dieser Dauer nicht genügend gewesen ist.

Nach 4 Stunden 20 Minuten haben sich die Muskeln im Versuch 65 V nicht erholt. Das Tier ist aber so lange benutzt worden, daß sein Allgemeinzustand wohl dadurch gelitten hat. Dasselbe kann von den Versuchen 71 III r. und 71 III l. gesagt werden, bei denen die Muskeln selbst nach einer 18stündigen Ruhezeit sich nicht völlig erholt haben.

Betreffs der längeren Ruhepausen ist hervorzuheben (vgl. die Versuche 64 II r., 64 II l., 64 IV r., 64 IV l., 65 II r., 65 II l., 65 IV r., 65 IV l.), daß eine Pause von 18 bis 21 Stunden für blutdurchströmte Muskeln als völlig ausreichend zu betrachten ist. In den betreffenden Versuchen ist die Arbeit nach der Ruhe oft größer als vor derselben gewesen. Möglicherweise ist die Restitution eine vollständigere, wenn das Tier unbeweglich ist und somit nicht wie während der Freiheit Gelegenheit hat, die angesammelten Arbeitsstoffe fortwährend zu verbrauchen.

Die Belastungen des rechten und linken Muskels waren in den Versuchen 66, 67 und 68 ungleich. Nach der Ruhepause wurden die Gewichte vertauscht, um den Einfluß der verschiedenen Belastung auf die Arbeitsleistung nach der Pause etwas aufzuklären. Leider sind die Versuche nicht zahlreich genug, um bestimmte Schlußfolgerungen zu gestatten.

Die Arbeitsgröße ist bei diesen Versuchen eine sehr verschiedene gewesen. Durch Vergleich der einzelnen Versuchspaare bemerken wir jedenfalls eine gewisse Gesetzmäßigkeit. Der Muskel, der bei der ersten Ermüdungsreihe der schwächere war, leistet auch nach der Ruhepause weniger Arbeit.

Die Reizintensitäten wie auch die Belastungen sind etwa dieselben gewesen oder haben innerhalb derselben Grenzen gewechselt wie in den früheren Versuchen.

Die Arbeitsdauer nimmt gewöhnlich nach der Ruhe ab. Selten kann der Muskel das zweite Mal gleich lange aushalten wie das erste. Die Arbeit ist bisweilen größer nach der Pause als in der ersten Ermüdungsreihe, so z. B. in den Versuchen 64 II r. und 64 II l., wo die Arbeitsdauer vor der Ruhe 7 Minuten und nach der Ruhe 6 Minuten betrug.

Die in der Zeiteinheit, z. B. in einer Minute, geleistete Arbeit ist nach der Ruhepause etwa gleich groß wie vor derselben, auch wenn die ganze Arbeitsdauer verschieden groß ist.

Daß die größten Zuckungen so verschieden hoch gewesen sind, beruht am meisten darauf, wie angepaßt die Ruhepause war. Wohl können bisweilen die erste Zuckung oder die ersten Zuckungen sehr hoch sein, bald bleiben sie jedoch hinter denen der ersten Ermüdungsreihe zurück.

f) Der Einfluß der Blutzufuhr auf die Ermüdung.

Durch die Versuche, die in der Tab. V zusammengestellt sind, habe ich den Einfluß der Blutzufuhr auf den Verlauf der Ermüdung und der darauffolgenden Erholung näher aufklären wollen. Diese Versuche sind an kuraresierten Fröschen in der Weise ausgeführt, daß bei gleicher Belastung und gleichem Rhythmus der Reizung der eine Muskel blutdurchströmt war, während der andere Muskel keine Blutzufuhr bekam, indem entweder seine Gefäße unterbunden waren oder eine Gummiligatur um den ganzen Schenkel gelegt worden war, was sich jedoch wegen Behinderung der Bewegungen wenig zweckmäßig erwies (vgl. oben S. 6).

Tabelle V.

Versuchsfrosch Nummer	Rechter = r. linker = l. M. gastrocnemius	Gewicht des Muskels in g	Arbeitszeit in Min.	Ruhepause	Reizintervalle in Sek.	Die Hubhöhe in mm angegeben			Zahl der Einzelzuckungen während d. Versuches	Belastung in g	Geleistete Arbeit in g-mm
						d. höchsten Zuckungen	d. niedrigst. Zuckungen	d. Zuckung. im Durchschnitt			
69 I	r.		16		2	3·5	0·2	2·1	512	90	95386
	l.[1]		„		„	3·0	0·2	1·8	512	90	81562
II	r.		15	22 St.	„	3·8	0·2	2·2	465	90	89978
	l.					Nur Spuren					
III	r.	1·722	6	4 St. 15′	2	2·8	0·1	0·9	193	90	14765
	l.	1·650				Gar nichts					
70 I	r.[2]		13		2	4·1	0·3	2·3	384	90	79488
	l.		„		„	3·9	0·2	2·1	384	90	73267
II	r.[2]	1·777	13	20 St. 50′	„	Nur Spuren					
	l.	1·109	„	„	„	3·1	0·1	1·2	383	90	42053
73 I	r.		34		4	2·7	0·3	2·3	543	90	110935
	l.[2]		„		„	2·7	0·2	2·4	543	90	118754
II	r.	1·838	17	4 St.	„	2·7	0·3	0·9	271	90	21463
	l.[2]	1·743	„	„	„	2·5	0·3	0·3	271	90	7073
74 I	r.		36		4	3·1	0·7	2·0	564	150	171738
	l.[3]		„		„	3·7	0·1	1·8	564	150	151434
II	r.	1·691	26	6 St.	„	3·3	0·4	1·7	399	150	104139
	l.[3]	1·869	„	„	„	Nur Spuren					
75 I	r.		15		2	3·2	0·4	2·1	462	90	85239
	l.[3]		„		„	3·4	0·2	2·0	462	90	84407
II	r.	1·224	17	6 St.	„	3·1	0·3	1·7	538	90	79893
	l.[3]	1·303	„	„	„	2·4	0·02	0·4	538	90	20336

[1] Massenligatur um den Oberschenkel.
[2] A. iliaca communis unterbunden.
[3] A. femoralis unterbunden.

Tabelle V (Fortsetzung).

Versuchsfrosch Nummer	Rechter = r. linker = l. M. gastrocnemius	Gewicht des Muskels in g	Arbeitszeit in Min.	Ruhepause	Reizintervalle in Sek.	Die Hubhöhe in mm angegeben: d. höchsten Zuckungen	d. niedrigst. Zuckungen	d. Zuckung. im Durchschnitt	Zahl der Einzelzuckungen während d. Versuches	Belastung in g	Geleistete Arbeit in g-mm
76 I	r.[1]		24		2	3·6	0·2	1·6	727	90	102071
	l.		"		"	4·3	0·7	2·2	727	90	144600
II	r.[1]	2·106	17	11 St. 15′	"	0·6	0·1	0·3	563	90	14694
	l.	2·170	"	"	"	4·2	0·5	2·4	563	90	122115
77 I	r.		17		2	4·6	0·7	2·7	522	60	85817
	l.[1]		"		"	4·1	0·3	2·4	522	60	76421
II	r.	1·534	16	11 St. 20′	"	3·6	0·5	2·4	538	60	77795
	l.[1]	1·491	"	"	"	1·0	0·04	0·3	538	60	10975
78 I	r.		14′ 15″		2	3·8	0·4	2·2	472	60	62870
	l.[1]		"		"	4·0	0·2	2·1	472	60	59598
II	r.		12	4 St.	"	3·7	0·2	2·1	400	60	49440
	l.[1]		"	"	"	3·2	0·1	0·5	400	60	11040
III	r.	1·273	5	18 St. 15′	"	1·4	0·2	1·7	158	60	16116[2]
	l.[1]	1·319	"	"	"	Nur Spuren					
79 I	r.		32		4	3·4	0·5	2·1	576	60	72922
	l.[1]		"		"	3·7	0·2	2·1	576	60	73954
II	r.	1·373	25	21 St. 30′	"	3·9	0·4	1·8	343	60	36015[3]
	l.[1]	1·389				Gar nichts					
80 I	r.		12		1	2·2	0·5	1·3	724	60	55603[4]
	l.[1]		"		"	3·3	0·1	1·7	724	60	71676
II	r.	1·011	9	19 St. 20′	"	2·4	0·2	1·2	545	60	39567
	l.[1]	1·375	"	"	"	Nur Spuren					
83 I	r.		7		1	4·7	0·2	2·7	413	60	66658
	l.[1]		"		"	4·7	0·3	2·6	413	60	64180
II	r.	1·450	8	3 St. 15′	"	4·6	0·4	2·6	470	60	71910
	l.[1]	1·308	"	"	"	4·2	0·04	0·6	470	60	16920
84 I	r.[1]		53		4	3·6	0·1	1·4	791	150	161364
	l.		"		"	3·2	0·4	1·5	791	150	180348
II	r.[1]	2·162	10	30′	"	0·6	0·1	0·2	166	150	4980
	l.	2·394	"	"	"	2·2	0·8	1·3	166	150	31125
100 I	r.		58		$5^1/_2$	1·6	0·4	1·5	636	60	56477
	l.[1]		"		"	2·0	0·1	1·0	636	60	20966
II	r.		12		"	0·4	0·2	0·3	130	60	2262
	l.[1]		"		"	0·1	0·1	0·1	130	60	1092
III	r.	1·545	30	6 St. 10′	"	3·0	0·3	1·5	327	60	29430
	l.[1]	1·515	"	"	"	2·4	0·04	0·6	327	60	12557

[1] A. femoralis unterbunden.

[2] Während der zweiten Ruhezeit war der Frosch gestorben, wie es scheint, im Anfang der Ruhe.

[3] Gestorben während der Ruhezeit, wie es scheint, nicht im Anfang der Ruhe.

[4] Adhärenzen zwischen der Haut und den Muskeln.

Wie u. a. Joteyko[1,2] zeigt, erholen sich selbst ausgeschnittene Froschmuskeln während einer Ruhepause. Wie vollständig diese Erholung ist, geht indessen nicht aus ihren Versuchen hervor. Etwa dieselbe Ruhezeit ist in sauerstoffhaltiger Flüssigkeit wie in der Luft nötig.

Die meisten der Versuche, deren Ergebnisse in der Tab. V aufgenommen worden sind, und welche den Einfluß der Ruhepause auf die Ermüdung zahlenmäßig näher wiedergeben sollen, sind an lebenden Fröschen gewonnen, nur einige wenige beziehen sich auf ausgeschnittene Muskeln. Bei den letzteren Versuchen war die Ruhepause verhältnismäßig kurz und die danach auftretende Erholung verhältnismäßig gering. Ob eine längere Ruhezeit eine vollständige Erholung zuwegegebracht hätte, ist sehr fraglich (vgl. unten).

Auf Grund der früher erwähnten Untersuchungen könnte man annehmen, daß der ermüdete Muskel nach einer genügend langen Ruhezeit trotz aufgehobener Zirkulation sich vollständig erholen würde. Dieses scheint jedoch nicht der Fall zu sein, denn in den meisten Fällen war die Arbeitsleistung nach der Ruhepause außerordentlich klein und nur ausnahmsweise war die Restitution größeren Umfanges.

Das Verfahren, die A. iliaca communis zu unterbinden, wozu natürlicherweise die Bauchhöhle eröffnet werden mußte, schien auch eine ungünstige Wirkung zu haben, indem schon von Anfang an eine Schwäche eintrat. Am besten zeigte sich die Unterbindung der A. und V. femoralis ein wenig oberhalb des Kniegelenkes.

Die Ruhepause ist in diesen Versuchen im allgemeinen ziemlich beträchtlich gewesen. In den Versuchen 70 II und 73 II starb das Tier während der Ruhepause; diese Versuche ergeben also nichts in bezug auf die für die Erholung notwendige Zeit.

In den Versuchen 74 II r. und 75 II r. waren sechs Stunden Ruhezeit als genügend zu betrachten, obgleich die Arbeitsgröße nicht ganz gleich groß wie in den entsprechenden ersten Ermüdungsreihen war. Überhaupt können wir in den Versuchen dieser Gruppe eine Ruhepause von etwa 6 Stunden als genügend betrachten. Einige Ausnahmen sind zwar zu verzeichnen. Diese scheinen jedoch nicht von der Länge der Ruhepause bedingt zu sein, sondern verdanken ihre Entstehung anderen Umständen. Im Versuche 78 II r. ist die Erholung des Muskels während 4 Stunden Ruhezeit beinahe vollständig. Die Form der zweiten Ermüdungskurve ist beinahe genau dieselbe wie die-

---

[1] Joteyko u. Ch. Richet, Réparation de la fatigue musculaire par la respiration élémentaire du muscle. *C. R. Soc. de Biologie.* 1896. p. 146.

[2] Joteyko, *La fatigue et la respiration élémentaire du muscle.* Paris 1896.

jenige der ersten. Im Versuche 83 II r. ist die Ruhepause nur 3 Stunden und 15 Minuten gewesen, dessenungeachtet ist die Erholung des Muskels eine vollständige gewesen. Dessen zweite Ermüdungskurve ergibt nämlich einen größeren Arbeitswert als die erste; hierzu ist noch zu bemerken, daß die letzten Zuckungen in der zweiten Reizreihe nicht minimal waren, wie diejenigen in der ersten, also die Arbeitsgröße somit noch ein wenig hätte vermehrt werden können.

Wenn wir die vorliegenden Versuchsreihen hinsichtlich der Wirkung der Ruhepause mit den früheren vergleichen, ersehen wir, daß die Restitution der blutdurchströmten Muskeln tatsächlich eine vollständige ist, wenn eine genügend lange Ruhepause dem Muskel gegönnt wird. Dieses zeigt uns, daß die Versuchsanordnung annähernd normalen Verhältnissen gleichkam, da ja die vollständige Erholung eine natürliche Folge der normalen Ernährung des Muskels sein muß. Wäre die Ernährung nicht normal gewesen, so hätte der Muskel in der zweiten Ermüdungsreihe nicht ein größeres Quantum von Arbeit leisten können wie in der ersten.

Im Anschlusse hieran entsteht die Frage, wie lang eine genügende Ruhezeit zu schätzen ist? Der einzige, welcher sich meines Wissens mit dieser Frage beschäftigt hat, ist Rollett[1] gewesen. Dieser Forscher hat, wie wir bereits gesehen haben, eine Ruhezeit von mindestens drei Stunden angenommen. Meine Versuche geben leider keine sichere Antwort auf diese Frage. Es scheint mir, daß in dieser Hinsicht große individuelle Verschiedenheiten vorhanden sind, nicht nur zwischen den einzelnen Individuen, sondern auch zwischen den gleichnamigen Muskeln eines und desselben Tieres. Auf Grund meiner Versuche können wir jedoch behaupten, daß eine Ruhepause von 3 Stunden etwa der unteren Grenze entspricht. In manchen Fällen wird eine Ruhepause von dieser Länge nicht ausreichen, um eine anpassende Erholung zu ermöglichen.

Zwar haben wir gesehen, daß einige Muskeln sich auch nicht in 6 Stunden vollständig erholen, und weiter zeigen einige Beispiele, daß sogar 20 Stunden nicht immer genügen. Dessenungeachtet können wir doch behaupten, daß, wenn der blutdurchströmte Muskel des lebenden Frosches sich nicht binnen 6 Stunden erholt, er in seiner Ernährung in irgendeiner Weise gestört gewesen ist. Mir scheint es auch höchst unwahrscheinlich, daß eine für alle Fälle gültige Ruhepause festgestellt werden könnte. Die von mir angegebenen Grenzwerte der notwendigen

---

[1] A. Rollet, *Archiv f. d. ges. Physiol.* Bd. LXIV.

Ruhezeit entsprechen etwa der Größe der individuellen Variationen des M. gastrocnemius der Rana esculenta.

Ein bemerkenswerter Umstand, welchen ich nicht unerwähnt lassen will, ist der, daß die Muskeln, die mit kurzen Reizintervallen arbeiten, sich verhältnismäßig viel schneller erholen als diejenigen, welche im langsamen Rhythmus gereizt wurden. Wollen wir z. B. die Versuche 83 II r., 75 II r. und 74 II r. miteinander vergleichen. In dem ersten dieser Versuche ist das Reizintervall 1 Sek. gewesen, im zweiten Versuche 2 Sek. und im dritten 4 Sek. Der erste Muskel hat nach der Ruhe eine etwas größere Arbeit geleistet (+ 5252 $^{\text{g-mm}}$) als vor der Pause, der zweite eine beinahe ebenso große Arbeit vor wie nach der Pause (— 5346 $^{\text{g-mm}}$), der letzte leistet nach der Pause eine sehr viel geringere Arbeit als vor der Ruhe (— 67599 $^{\text{g-mm}}$). Früher haben wir mehrere Versuche, in welchen die Muskeln in einem Rhythmus von 1 bis 2 Sek. gearbeitet haben, wonach die Erholung während der Ruhe so vollständig gewesen ist, daß die Muskeln in der zweiten Reizreihe eine größere Arbeit geleistet haben wie in der ersten. Dagegen sind in sehr vielen Versuchen mit 4 Sek. Rhythmus die Arbeitsleistungen der zweiten Ermüdungsreihe beträchtlich geringer als die der ersten gewesen. Beispiele des ersterwähnten Verhältnisses sind die Versuche 65 I r. und 65 II r., 65 I l. und 65 II l., 64 I r. und 64 II r., 64 I l. und 64 II l. und andere, und Beispiele des zu zweit erwähnten Umstandes sind die Versuchsgruppen 71 und 72. Vergleichen wir die Versuche 65 III r. und 65 III l., Reizung jede 2. Sek., mit den Versuchen 71 II r. und 71 II l., Reizung jede 4. Sek., so finden wir, daß die Arbeitsleistung bei den ersteren nach der Ruhepause um ein wenig mehr als 10000 $^{\text{g-mm}}$, bei den letzteren aber um mehr wie 30000 $^{\text{g-mm}}$ vermindert worden ist. Wir können hieraus möglicherweise schließen, daß je schneller der Muskel ermüdet wird, um so eher er sich auch erholt.

Wir wollen nunmehr auf den Einfluß des Blutkreislaufes auf die Muskelarbeit und die Muskelermüdung übergehen. Der Einfluß des Kreislaufes auf die Ermüdung ist bis jetzt verhältnismäßig wenig studiert worden. Es ist ja von Anfang an klar, daß mittelst des Blutkreislaufes dem Muskel Stoffe zugeführt werden, welche dieser zur Arbeitsleistung benutzen kann In welchem Maße dies geschieht, ob der Muskel auf diese Zufuhr während der Arbeit im größeren oder nur im geringeren Maße angewiesen ist, ist noch nicht entschieden.

Nachdem Valentin[1] in seinem Lehrbuche auf diesen Umstand

---

[1] G. Valentin, *Lehrbuch der Physiologie des Menschen.* Braunschw. 1847. Bd. II. Abteil. I. S. 247.

aufmerksam gemacht hat, haben meines Wissens sich nur zwei Forscher mit diesem Probleme beschäftigt, nämlich Joteyko[1] und Jensen[2].

Valentin untersuchte sowohl den isolierten Muskel wie auch solche, in denen der Kreislauf durch Gefäßunterbindung aufgehoben war. Er äußert hierüber u. a. folgendes: „Hat ein ausgeschnittener Muskel einen großen Teil seiner Wirkung durch starke Verkürzungen, bedeutende Belastungen oder zu lange Dauer seiner Arbeit verloren, so erholt er sich nie vollkommen," und weiter: „da der ausgeschnittene Muskel seine Kräfte bis zu einem gewissen Grade wiedergewinnen kann, so folgt von selbst, daß die Fortdauer des Kreislaufes für die Wiederherstellung eines Teiles der Wirkung nicht unmittelbar notwendig ist." — „Die Unterbindung der Blutgefäße oder die Durchschneidung der Nerven ändert nach und nach die Molekularbeschaffenheit der ihnen entsprechenden Muskelmassen. Es ergibt sich hieraus von selbst, daß sich auch dann die Wirkungen desselben verringern werden".

Joteyko hat beobachtet, daß ein nichtdurchbluteter Muskel sich in atmosphärischer Luft erholt. Diese Erholung verdankt der Muskel der Wirkung des Sauerstoffes. Der Muskel erholt sich nämlich nicht in einer Wasserstoff-Atmosphäre. Ein blutdurchströmter Muskel kann sich aber auch in einer Wasserstoff-Atmosphäre erholen. Auch die Reizbarkeit des Muskels ist nach der genannten Forscherin kleiner im sauerstoffarmen wie im sauerstoffreichen Medium.

Nach Jensen unterscheiden sich die Ermüdungserscheinungen des Muskels mit oder ohne Blutzirkulation wesentlich voneinander. Abgesehen von einigen kleinen Einzelheiten in den Zuckungsreihen der zu vergleichenden Muskeln, stellt sich die Ermüdung früher ein und ist hochgradiger bei Muskeln mit behinderter Zirkulation als bei blutdurchströmten Muskeln.

In den erwähnten Arbeiten ist es nicht näher angegeben, wie lange Ruhezeiten benutzt worden sind, und in welchem Rhythmus die Reizung stattfand; auch ist es nicht klar zu ersehen, ob die zu vergleichenden Muskeln unter genau denselben äußeren Verhältnissen untersucht wurden.

Bei den Versuchen, welche sich auf den Einfluß des Blutkreislaufes auf die Ermüdung beziehen, benutzte ich verschieden lange Reizintervalle. In den zu vergleichenden Parallelversuchen ist jedoch der Rhythmus der Reizung immer derselbe gewesen.

Aus den Versuchen 69 I r. und 69 I l. ersehen wir, daß der Muskel

---

[1] J. Joteyko, a. a. O.

[2] Paul Jensen, a. a. O.

bei aufgehobenem Kreislauf beinahe ebensogroße Arbeit, wie der blutdurchströmte Muskel leistet. Der kleine Arbeitsunterschied kann vollständig vernachlässigt werden und dies um so mehr, als der betreffende Muskel ein klein wenig leichter als der Parallelmuskel ist, was ja, wie wir bereits gesehen haben, von Bedeutung für die Arbeitsgröße sein kann. Meines Erachtens ist indessen die geringfügige Verminderung der Arbeit des nichtblutdurchströmten Muskels nicht auf diesen Umstand zurückzuführen. Die Form der Ermüdungskurve wäre dann eine andere, die ersten Zuckungen würden dann größer und die letzten verhältnismäßig sehr viel niedriger sein, wie es tatsächlich der Fall ist. Nach einer genügenden Ruhepause, während welcher das Präparat hier, wie in allen übrigen Versuchen, unter einer Glasglocke aufbewahrt wurde, vollbrachte der rechte Muskel fast die gleiche Arbeit wie bei der ersten Ermüdungsreihe. Die Zuckungen des linken, von der Zirkulation ausgeschalteten Muskels waren nach der Ruhezeit nur etwa ebenso hoch wie während der letzten Periode der Ermüdung und nahmen noch weiter an Größe ab. Nach einer neuen Ruhepause erholte sich dieser Muskel gar nicht, während der rechte Muskel wieder ganz leistungsfähig wurde.

Im Versuch 70 finden wir genau dasselbe: hier leistete der vom Blut nicht durchströmte Muskel bei der ersten Ermüdungsreihe eine größere Arbeit als der blutdurchströmte Muskel. Durch die Ruhepause erholte sich jener Muskel aber gar nicht.

Auch im Versuch 73 führte der nichtblutdurchströmte Muskel in der ersten Ermüdungsreihe eine größere Arbeit als der normale Vergleichsmuskel aus. Nach der Ruhepause kehrt sich das Verhältnis um: die Arbeit des blutdurchströmten Muskels ist etwa dreimal so groß wie die des anderen.

Um sichere Aufschlüsse über den Einfluß der Blutzufuhr auf den Gang der Ermüdung zu bekommen, müssen wir außer der Arbeitsgröße noch die Form der Zuckungsreihen berücksichtigen. Eine gute Hilfe gibt uns hiebei die zahlenmäßige Feststellung der Größe der höchsten und der niedrigsten Zuckungen, wie auch die durchschnittliche Hubhöhe. Hieraus ersehen wir nämlich, ob die Ermüdung in den zu vergleichenden Fällen in derselben Weise fortgeschritten ist, oder ob der eine Muskel im Verhältnis zum anderen früher ermüdete. In diesem Falle können natürlich nur die bei der ersten Ermüdungsreihe stattfindenden Umstände in Betracht gezogen werden.

In den Versuchen 69 I r. und 69 I l., 70 I r. und 70 I l., 73 I r. und 73 I l, 75 I r. und 75 I l., 76 I r. und 76 I l., 77 I r. und 77 I l., 80 I r. und 80 I l. und 83 I r. und 83 I l. sind diese Verhältnisse etwa dieselben, so auch die Form der Arbeitskurven. Nur der Versuch 80 I r. macht in dieser Hinsicht eine bemerkenswerte Ausnahme. Die schnellere Ermüdung dieses Muskels ist aber erklärlich aus dem Umstande, daß zwischen dem Muskel und der Haut, wie es sich später bei der Präparation zeigte, Adhärenzen bestanden, welche die freie Beweglichkeit des Muskels beeinträchtigten und die niedrigeren Zuckungen sowie schnellere Ermüdung bedingten. Bei den hier verzeichneten Versuchen fand die Reizung jede oder jede 2. Sek. statt, nur die Versuche 73 I r. und 73 I l. machen in dieser Hinsicht eine Ausnahme, indem das hier benutzte Reizintervall 4 Sek. betrug.

Aus den Parallelversuchen 74 I r. und 74 I l., 79 I r. und 79 I l. und 84 I r. und 84 I l. ersehen wir, daß der vom Blut nichtdurchströmte Muskel eine unerwartet große Schwäche gegenüber dem zweiten Muskel zeigt. Bei allen diesen Versuchen fand die Reizung jede 4. Sek. statt. Am klarsten tritt der betreffende Unterschied im Versuche 100 zutage, wo das Intervall der Reizungen $5^1/_2$ Sek. betrug. Hier arbeiteten die beiden Muskeln während insgesamt 70 Minuten, davon 58 Minuten während der ersten und 12 Minuten während der zweiten Ermüdungsreihe. Schon während der ersten Ermüdungsreihe tritt bei dem linken nichtdurchbluteten Muskel eine auffallende Schwäche ein, die in noch höherem Grade in der zweiten Ermüdungsreihe zum Vorschein kommt.

Aus diesen Versuchen ergibt sich sehr klar, daß wenn der Muskel in einem nicht langsamen Rhythmus gereizt wird, dessen Leistungen von der Blutdurchströmung verhältnismäßig unabhängig sind: der blutdurchströmte Muskel wird etwa ebenso schnell erschöpft wie der nicht durchblutete, natürlich vorausgesetzt, daß die Arbeitsbedingungen im übrigen dieselben sind. So ist der Fall in beinahe allen Versuchen mit 1 und 2 Sek. Reizintervall. Bei 4 Sek. Reizintervall tritt schon meistens ein kleiner Einfluß der Blutdurchströmung auf die Größe der Arbeitsleistung zutage. Er ist zwar nicht sehr groß und in manchen Fällen kaum bemerkbar, wie in den Versuchen 73 I r. und 73 I l., jedoch in der Regel vorhanden. In den Versuchen mit noch längeren Reizintervallen, z. B. $5^1/_2$ Sek., ist der Einfluß des ungehinderten Kreislaufes schon sehr bemerkbar.

g) Über das Intervall, bei welchem die Ermüdung am geringsten ist.

Wie aus zahlreichen früheren Untersuchungen ersichtlich, hat die Länge des Intervalls zwischen zwei Reizungen eine große Bedeutung für den Verlauf der Ermüdung bei dem blutdurchströmten Muskel: je kürzer das Reizintervall ist, um so schneller wird der Muskel erschöpft. Der bei den schon besprochenen Versuchen stattgefundene Rhythmus der Reizung ist so schnell gewesen, daß der Muskel in jedem Falle früher oder später ermüdet worden ist. Von Anfang an ist es jedoch klar, daß, wenn die Reizintervalle genügend lang gewählt werden, d. h. wenn den Muskeln Zeit gewährt wird, sich zwischen den Einzelreizungen völlig zu erholen, der blutdurchströmte Muskel sehr lange Zeit Arbeit leisten können muß. Andeutungen in dieser Richtung sahen wir bereits schon in der zuletzt behandelten Tabelle.

Nach Versuchen am Menschen dürfte im allgemeinen ein Intervall von 10 Sek. zur vollständigen Erholung genügen. Wie sich die Sache bei dem Froschmuskel verhält, ist aus der Tab. VI ersichtlich.

Tabelle VI.

Versuchsfrosch Nummer	Rechter = r. linker = l. M. gastrocnemius	Gewicht des Muskels in g	Arbeitszeit	Reizintervalle in Sek.	Die Hubhöhe in mm angegeben			Zahl der Einzelzuckungen während d. Versuches	Belastung in g	Geleistete Arbeit in g-mm
					d. höchsten Zuckungen	d. niedrigst. Zuckungen	d. Zuckung. im Durchschnitt			
81	r.	1·914	2 St. 37′	10	2·9	1·3	2·1	944	90	181814
	l.[1]	1·644	1 St. 58′	„	2·7	0·1	1·0	572	90	50450
82	r.	1·768	28′	5	3·3	0·7	2·3	339	90	115430
	l.[1]	1·745	„	„	2·7	0·2	1·6	339	90	82377
86 I	r.[1]		2 St.	11	3·3	0·4	1·7	672	60	68947
	l.		„	„	3·3	2·3	2·8	672	60	110880
II	r.[1]	0·713	2 St.	„	0·4	0·1	0·3	666	60	11988
	l.	0·703	„	„	2·3	0·8	1·6	666	60	64735
87 I	r.[1]		1 St. 12′	11	3·0	0·8	2·5	393	90	89840
	l.		„	„	3·3	2·3	3·0	393	90	97621
II	r.[1]	1·242	1 St. 21′	„	0·8	0·1	0·3	441	90	13127
	l.	1·236	„	„	2·3	0·9	1·8	441	90	69854
88	r.[1]	1·798	2 St.	11	3·9	0·4	1·9	519	90	87815
	l.	1·785	„	„	4·3	0·4	2·0	519	90	95288
89 I	r.[1]		1 St. 19′	11	2·3	0·5	1·4	444	90	55269
	l.		„	„	2·3	0·9	1·5	444	90	61538
II	r.[1]	1·577	1 St. 12′	„	0·5	0·1	0·2	365	90	6570
	l.	1·669	„	„	0·8	0·3	0·5	365	90	16141
90	r.[1]	2·187	1 St. 40′	11	3·2	0·6	2·5	461	90	104970
	l.	2·183	„	„	3·5	0·2	3·2	461	90	131523
92 I	r.[1]		1 St. 5′	11	3·6	1·2	3·0	349	90	93916
	l.		„	„	3·8	2·3	3·3	349	90	104909
II	r.[1]		1 St. 2′	„	1·2	0·3	0·5	328	90	15941
	l.		„	„	2·3	1·1	1·5	328	90	43985

[1] A. und V. femoralis unterbunden.

Tabelle VI. (Fortsetzung.)

Versuchsfrosch Nummer	Rechter = r. linker = l. M. gastrocnemius	Gewicht des Muskels in g	Arbeitszeit	Reizintervalle in Sek.	Die Hubhöhe in mm angegeben: d. höchsten Zuckungen	d. niedrigst. Zuckungen	d. Zuckung. im Durchschnitt	Zahl der Einzelzuckungen während d. Versuches	Belastung in g	Geleistete Arbeit in g-mm
92 III	r.[1]	1·471	53′	11	0·3	0·2	0·2	279	90	4771
	l.	1·578	„	„	1·1	1·0	1·0	279	90	22850
93 I	r.[1]		1 St. 2′	11	3·1	1·3	2·1	330	60	40788
	l.		„	„	2·9	2·1	2·5	330	60	49500
II	r.[1]		1 St. 25′	„	1·3	0·4	0·5	447	60	13410
	l.		„	„	2·1	1·7	1·8	447	60	49349
III	r.[1]	1·025	1 St. 45′	„			Nur Spuren			
	l.	0·926	„	„	1·7	1·1	1·4	558	60	47542
94	r.[1]	1·579	3 St. 20′	11	2·4	0·3	1·5	610	90	80703
	l.	1·494	„	„	2·6	0·3	1·6	610	90	85644
95 I	r.[1]	1·991	2 St. 30′	„	3·0	0·1	1·2	807	90	88609
	l.	2·091	„	„	3·2	0·4	1·7	807	90	124197[2]
96	r.[1]	1·684	3 St. 15′	11	2·9	0·2	1·2	1063	60	77174
	l.	1·554	„	„	3·0	0·2	1·3	1063	60	84827
97 I	r.		3 St. 23′	11	3·4	2·5	2·9	1114	60	191445
	l.[1]		„	„	3·2	0·3	1·9	1114	60	128333
II	r.	1·294	3 St. 50′	„	2·8	1·5	1·9	1280	60	142080
	l.[1]	1·373	„	„	0·3	0·1	0·2	1280	60	14592
98 I	r.[1]		3 St. 15′	11	3·3	0·2	1·6	1068	60	101246
	l.		„	„	2·3	1·3	1·8	1068	60	112781
II	r.[1]	1·797	3 St. 44′	„			Nur Spuren			
	l.	1·820	„	„	1·3	0·3	0·9	1227	60	66312[3]
99	r.	1·371	3 St. 5′	11	3·7	0·1	2·0	657	30	39240[4]
	l.[1]	1·418	„	„	3·4	0·4	1·8	1018	30	55277
101	r.	1·113	1 St.	$5^1/_2$	2·4	0·3	1·4	651	60	52731
	l.[1]	1·063	„	„	2·5	0·2	1·3	651	60	49216
102 I	r.[1]	0·945	2 St. 45′	$19^1/_2$	3·0	0·04	1·8	499	30	27395
	l.	1·111	„	„	3·5	2·4	2·9	499	30	43862
II	l.		3 St. 45′	„	2·4	0·3	1·1	707	30	23755
103 I	r.[1]		3 St. 33′	$19^1/_2$	1·7	0·6	1·9	639	60	74112
	l.		„	„	3·4	0·6	2·3	639	60	87032
II	r.[1]	2·229	1 St. 57′	„	0·6	0·2	0·4	363	60	8059
	l.	2·225	„	„	0·6	0·2	0·4	363	60	8059
104 I	r.		4 St. 15′	$19^1/_2$	2·8	1·9	2·3	792	30	54886
	l.[1]		„	„	3·5	0·5	2·2	792	30	53222
II	r.	1·086	5 St. 10′	„	1·9	0·8	1·6	950	30	45885
	l.[1]	1·025	„	„	0·5	0·1	0·2	950	30	6555
105	r.[1]	0·900	2 St. 20′	$19^1/_2$	3·2	0·03	2·2	431	60	56375
		0·917	3 St. 15′	„	3·1	0·2	1·7	610	60	60024

[1] A. und V. femoralis unterbunden.
[2] Beide Muskeln bluteten etwas.
[3] Der Frosch starb während des Versuches.
[4] Der rechte Muskel fing an zu bluten während der Arbeit.

Tabelle VI. (Fortsetzung.)

Versuchsfrosch Nummer		Rechter = r. linker = l. M. gastrocnemius	Gewicht des Muskels in g	Arbeitszeit	Reizintervalle in Sek.	Die Hubhöhe in mm angegeben			Zahl der Einzelzuckungen während d. Versuches	Belastung in g	Geleistete Arbeit in g-mm
						d. höchsten Zuckungen	d. niedrigst. Zuckungen	d. Zuckung. im Durchschnitt			
106	I	r.[1]		3 St.	$19^1/_2$	4·5	1·1	3·0	541	60	95757
		l.		„	„	4·2	1·0	2·7	541	60	87642
	II	r.[1]	1·309	3 St. 48′	$19^1/_2$	1·1	0·2	0·5	660	60	20196
		l.	1·652	„	„	1·0	0·2	0·5	660	60	19008
107		r.[1]	0·888	2 St. 51′	„	3·3	0·2	1·4	520	60	42120
		l.	0·923	„	„	3·3	0·2	1·4	520	60	43680

Die erste hier aufgenommene Beobachtung ergibt, daß ein blutdurchströmter Muskel, der in 10 Sek. Intervall gereizt wird, seine Leistungsfähigkeit viel länger beibehält, wie der Muskel, dessen Kreislauf aufgehoben war. Der letztgenannte wurde binnen 1 Stunde 58 Minuten völlig erschöpft, der erstgenannte arbeitete noch 39 Minuten länger, ohne daß eine merkbare Ermüdung zu beobachten war.

Zwischen den Gewichten der beiden Muskeln bestand zwar in diesem Falle eine nicht unbedeutende Verschiedenheit, jedoch ist wohl dieser Unterschied nicht so groß, daß er die große Differenz bei der Arbeit bedingen könnte. Obgleich der schwerere und leistungsfähigere Muskel eine viel längere Zeit seine Arbeit fast unbeschränkt vollbracht hat, ist jedoch bei genauerer Betrachtung der Ermüdungskurve eine allmählich zunehmende Müdigkeit in der Tat zu beobachten. Vergleichen wir nämlich die Zuckungshöhen im Anfang und gegen Ende der Arbeitszeit, so finden wir dieselben verschieden groß, indem sie von $1·91^{mm}$ auf $1·30^{mm}$ herabsinken. Es liegt hier also eine Ermüdung vor, obgleich diese besonders im Vergleich mit der des zweiten Muskels nur außerordentlich langsam fortschreitet.

In dem Versuche 82 fand die Reizung jede 5. Sek. statt; bei so schnellem Tempo werden die Muskeln sehr bald ermüdet. Schon binnen 28 Minuten sind sie beinahe völlig erschöpft, jedoch ist bei dem rechten Muskel die Erschöpfung etwas weniger bemerkbar.

Beim Versuch 101 war das Intervall $5^1/_2$ Sekunden, die Arbeitszeit der beiden Muskeln eine Stunde. Ein größerer Unterschied in bezug auf die Arbeitsleistung und den Grad der Erschöpfung war in diesem Falle nicht zu bemerken.

[1] A. und V. femoralis unterbunden.

Wenn das Reizintervall 11 Sek. beträgt, hält der Muskel viel länger aus, ehe er erschöpft wird. So ist z. B. die Arbeitsdauer im Versuche 86 insgesamt 4 Stunden gewesen. In der Mitte der ersten Ermüdungsreihe scheint der linke nichtdurchblutete Muskel noch gar nicht ermüdet zu sein, und seine Zuckungen sind jetzt sogar höher als im Anfang. Allmählich macht sich aber die Ermüdung deutlich bemerkbar. Zu einer völligen Erschöpfung kommt es indessen nicht. Schon während der ersten 2 Stunden hat also der nichtdurchblutete Muskel den allergrößten Teil seines Kraftvorrats verbraucht.

Die blutdurchströmten Muskeln der beiden Versuche 87, 90, 93, 97 und 98 zeigen eine sehr große Leistungsfähigkeit. Hier betrug das Intervall zwischen den Reizungen 11 Sek. Die Kontraktionsgröße ist hier während der ersten 2 Stunden fast vollkommen unverändert und erst später beginnt eine sehr allmählich wachsende Ermüdung. Einige Muskeln, wie z. B. Nr. 97 r., leisteten mehr wie 7 Stunden lang ihre Arbeit, ohne eine größere Ermüdung zu zeigen. Auch der Muskel Nr. 98 l. hielt überaus lange aus, indem er erst nach 7 Stunden Arbeit der Erschöpfung nahe ist. Im Versuch 93 l. war der Muskel nach 4 Stunden 12 Minuten Arbeitszeit noch ganz leistungsfähig, denn seine Zuckungen waren noch über einen Millimeter hoch. Annähernd dasselbe gilt vom Versuch 92 l.

Aus diesen Beispielen geht hervor, daß bei einem Intervall von 11 Sek. in manchen Fällen beim durchbluteten Muskel eine völlige Erschöpfung kaum erzielt werden kann, wenn nicht der Versuch auf eine überaus lange Zeit ausgedehnt wird. Und auch dann ist es höchst wahrscheinlich, daß die schließliche Erschöpfung mehr in den ungünstigen äußeren Bedingungen des Versuchstieres als in der geleisteten Arbeit ihre Ursache hätte. Es ist ja ganz natürlich, daß die Befestigung und die Kuraresierung des Tieres auf die vegetativen Verrichtungen des Tieres in der Länge ungünstig einwirken mußten.

Es ist zwar schwer, den Einfluß dieser ungünstigen Umstände auf den Verlauf der Ermüdung mit genügender Exaktheit anzugeben. Es scheint mir indessen gestattet, eine Leistungsfähigkeit, die über 7 Stunden währt, als Zeichen der Unermüdlichkeit gelten zu lassen. Wenn also bei einem Reizrhythmus von 11 Sek. der Muskel noch nach der erwähnten Zeit völlig oder annähernd leistungsfähig bleibt, werde ich ihn als unermüdbar bezeichnen.

Es liegen indessen noch Versuche vor, wo die Ermüdung des blutdurchströmten Muskels etwa gleichzeitig eintrat wie die des nichtdurchbluteten (vgl. z. B. die Versuche 88, 98, 94, 95 und 96, wo die beiden Parallelmuskeln gleichzeitig erschöpft wurden).

Ich vermag nicht, eine bestimmte Erklärung dieses Sachverhaltes zu geben. In anderen Versuchen, wo die gleiche Erscheinung auftrat, war sie ohne Zweifel von einer, wenn auch nicht großen, doch bemerkenswerten Blutung verursacht (vgl. Versuch 95, 99). Diese bewirkte eine auffällige und schnell zunehmende Schwächung des Muskels, welche zur baldigen Erschöpfung überging.

Leider entziehen sich die inneren Umstände, welche auf die Muskelermüdung einwirken konnten, jeder Beurteilung. Daß denselben eine nicht zu unterschätzende Bedeutung zukommt, zeigen uns im allgemeinen die weiten Variationsgrenzen. Wie schon bemerkt, dauert es oft sehr lange, bis der blutdurchströmte Muskel in einem Reizrhythmus von 11 Sek. erschöpft wird, jedoch sieht man in einigen Fällen Ermüdungserscheinungen in diesem Rhythmus binnen verhältnismäßig kurzer Arbeitszeit.

Betreffend die Versuche mit noch langsamerem Reizrhythmus haben wir folgendes zu bemerken. Im Versuche 102 wurde der rechte Muskel mit beschränkter Blutzufuhr schon binnen 2 Stunden 45 Minuten völlig erschöpft, wogegen der linke blutdurchströmte Muskel erst nach einer zusammengerechneten Arbeitszeit von $6^1/_2$ Stunden Ermüdungserscheinungen aufwies.

Eigentümlich ist das Ergebnis des Versuches 103. Obgleich die Muskeln in sehr großen Intervallen gereizt wurden und keine äußeren Erscheinungen, welche auf die Ermüdung hätten einwirken können, zu verzeichnen waren, so zeigten die beiden Muskeln, sowohl der blutdurchströmte wie der nichtdurchblutete, denselben Grad der Erschöpfung nach $5^1/_2$ Stunden Arbeit.

Ein wenig erklärlicher sind die abweichenden Verhältnisse im Versuche 104. Die beiden Muskeln arbeiteten ununterbrochen 9 Stunden 25 Minuten, der nichtblutdurchströmte Muskel zeigte jedoch nach dieser langen Zeit keine große Ermüdung. Die Zuckungen des nichtdurchbluteten Muskels war in der letzten halben Arbeitszeit sehr kurz.

Die beiden Muskeln im Versuche 105 haben wie in Nr. 103, obgleich das Intervall sehr lang war, eine deutliche Ermüdung gezeigt, jedoch ist diese viel weiter fortgeschritten bei dem Muskel mit aufgehobener Blutzufuhr wie bei dem durchbluteten.

Trotz dieser Ausnahmen scheinen indessen die vorliegenden Versuche uns dazu zu berechtigen, das Intervall von etwa 11 Sek. als Grenzwert für den Froschmuskel darzustellen. Den Versuchen, wo bei diesem Intervall eine Ermüdung dennoch sich einstellte, dürfen wir keine zu große Bedeutung beilegen, da selbst bei einem Intervall von $19^1/_2$ Sekunden Ermüdungssymptome, wie eben gezeigt wurde, zum Vorschein kommen können. Diese berechtigen uns indessen keineswegs zu der Behauptung, daß die Ermüdung hier von der in einem so langsamen Rhythmus ausgeführten Arbeit bedingt worden wäre. Wie mehrmals hervorgehoben worden ist, sind jedoch die Tiere bei den vorliegenden Versuchen nicht in einem völlig normalen Zustande gewesen, und die Grenzwerte des gesuchten Intervalls müssen natürlich davon in höherem oder geringerem Grade beeinflußt werden.

Aus den zuletzt erörterten, in der Tab. VI aufgenommenen Versuchen, wie auch aus den in der Tab. V verzeichneten dürfen wir wohl noch schließen, daß ein Intervall der Reizung von 4 bis 5 Sek. die niedere Grenze darstellt, bei der eben noch eine Wirkung der Blutdurchströmung zu beobachten ist, sowie daß ein Intervall von 10 bis 11 Sek. die untere Grenze für die Möglichkeit der Zirkulation, die verbrauchten Arbeitsstoffe völlig zu ersetzen, darstellt.

Wenn die Zuckungen des Muskels schneller als jede 4. Sek. wiederholt werden, so übt der Kreislauf keinen merkbaren Einfluß auf dessen Arbeitsleistung. Die Erschöpfung tritt zu etwa derselben Zeit ein, gleichgültig ob der Muskel blutdurchströmt ist oder nicht. Oberhalb dieser Grenze macht sich der Blutkreislauf nicht nur hinsichtlich der Arbeitsgröße, sondern natürlich auch hinsichtlich der Ermüdung bemerkbar, und zwar in immer höherem Grade, je langsamer die Reizungen den Muskel treffen.

Bei einem Intervall der Reizungen von 10 Sek. ist der Einfluß des Kreislaufes schon sehr stark. Meistens erholt sich der Muskel aber nicht völlig, weshalb die Ermüdung früher oder später eintritt. Der Unterschied zwischen dem blutdurchströmten und nichtdurchbluteten Muskel ist aber hier sehr beträchtlich. Bei einem noch langsameren Rhythmus der Reizung kann der blutdurchströmte Muskel gewöhnlich mehrere Stunden ununterbrochen arbeiten, und die endlich erscheinende Ermüdung kann wohl kaum als durch die Arbeit hervorgebracht aufgefaßt werden.

In diesem Zusammenhange will ich noch die Versuche 106 und 107 erwähnen. Diese unterscheiden sich von den früheren in der Hinsicht, daß das Rückenmark der Versuchstiere durchbrannt war und die Nn. ischiadici oberhalb des Kniegelenkes durchschnitten waren. Die Reizung fand unter Anwendung feiner, in die Muskeln eingestochener Metallnadeln statt. Die beiden Versuche sind eigentümlich insofern, als die Ermüdung der beiden Muskeln sich etwa gleichzeitig einstellte, obwohl beide Muskeln mit sehr seltenen Reizen (jede $19^1/_2$. Sekunde) gereizt wurden. Die wirkliche Arbeitszeit war hier sehr lang. Nach Schluß des Versuches waren beide Versuchstiere in sehr gutem Zustande. So war die Herzarbeit derselben eine völlig normale. Möglicherweise hat die verhältnismäßig niedrige Temperatur (+ 4 bis 8 ° C.) des Versuchszimmers ein Hindernis für die Muskelernährung gebildet.

IV. Zusammenfassung.

1. Die Form der Ermüdungskurve (s. Seite 12) ist abhängig:

a) vom Vorhandensein oder Nichtvorhandensein der einleitenden Zuckungen;

b) von der Länge der Treppe;

c) vom Vorhandensein oder Nichtvorhandensein eines Plateaus;

d) von der Steilheit des Ermüdungsabfalles.

Blutdurchströmte und entblutete Muskeln verhalten sich in bezug auf die Ermüdungskurve etwas verschieden, indem bei jenen die einleitenden Zuckungen öfter vorkommen und das Plateau öfter fehlt als bei diesen; andererseits ist der Ermüdungsabfall bei den entbluteten Muskeln in der Regel steiler.

2. Die Fußlinie (s. Seite 10) verläuft nicht ganz regelmäßig; sie ist bei langsamem Rhythmus der Reizung beinahe geradlinig, bei schnellerem Rhythmus bildet sie in den meisten Fällen drei Bogenlinien.

3. Bei Reizung in schnellerem Rhythmus (1 Sek. Reizintervall) entwickeln sich allmählich mehr oder minder starke Kontraktionen, deren Umfang um so größer ist, je kleiner die Belastung. Bei etwas langsamerem Rhythmus der Reizung (2 bis 5 Sek. Reizintervall) sind die Kontraktionen verhältnismäßig selten und treten fast nur bei blutdurchströmten Muskeln auf.

4. Die Arbeitsmenge bis zur eintretenden Erschöpfung (die gesamte Arbeitsmenge) ist von der Größe des Muskels ziemlich unabhängig.

5. Die gesamte Arbeitsmenge nimmt bis zu einer gewissen Grenze mit der Belastung zu; bei den Froschmuskeln ist eine mittlere Belastung von 30 bis 60^{g} in dieser Hinsicht am günstigsten.

6. Bei gleicher Belastung ist die gesamte Arbeitsmenge bei blutleeren Muskeln im großen und ganzen vom Rhythmus der Reizung unabhängig.

7. Bei blutleeren Muskeln ist also die Gesamtarbeit bis zur eintretenden Erschöpfung bei einzelner maximaler Reizung nur von der Belastung und von der in ihnen aufgespeicherten Menge dissimilier-

barer Substanzen, nicht aber von dem Rhythmus, in welchem letztere in Anspruch genommen werden, abhängig.

8. Nach ziemlich vollständiger Erschöpfung erholt sich der blutdurchströmte Muskel im allgemeinen innerhalb 3 bis 6 Stunden vollständig.

9. In sauerstoffhaltigem Medium erholt sich der blutleere Muskel in größerem oder geringerem Grade, niemals aber vollständig.

10. Nach frequenterer Reizfolge scheint die Erholung schneller als nach einer langsameren zu erfolgen.

11. Bei genügend schnellem Rhythmus der Reizung (1 bis 2 Sek.) ermüden die blutdurchströmten Muskeln unter sonst gleichen Umständen ebenso schnell als die blutleeren Muskeln.

12. Ein Reizintervall von 4 bis 5 Sek. stellt die niederste Grenze dar, von welcher an der Einfluß der Blutdurchströmung sich auf den Verlauf der Ermüdung deutlich bemerkbar macht.

13. Ein Reizintervall von 10 bis 11 Sek. genügt im allgemeinen, um den blutdurchströmten Muskel vollständig zu restituieren und deutliche Ermüdungserscheinungen zu verhindern.

Erklärung der Abbildungen.

(Tafel I und II.)

Fig. 2 (Tafel I). Versuch 11 l. (S. 8, 12 u. 13).
Fig. 3 (Tafel I). Versuch 62 r. (S. 9).
Fig. 4 (Tafel I). Versuch 83 II r. (S. 10).
Fig. 5 (Tafel I). Versuch 64 I l. (S. 11 u. 14).
Fig. 6 (Tafel I). Versuch 53 l. (S. 11).
Fig. 7 (Tafel II). Versuch 52 r. (S. 12 u. 13).
Fig. 8 (Tafel I). Versuch 71 I l. (S. 12 u. 13).
Fig. 9 (Tafel II). Versuch 63 I r. (S. 13).
Fig. 10 (Tafel II). Versuch (S. 13).
Fig. 11 (Tafel I). Versuch 64 V r. (S. 15).
Fig. 12 (Tafel I). Versuch 83 II l. (S. 16).
Fig. 13 (Tafel I). Versuch 112 II l. (S. 16).
Fig. 14 (Tafel II). Versuch 19 l. (S. 28).
Fig. 15 (Tafel II). Versuch 22 r. (S. 12).

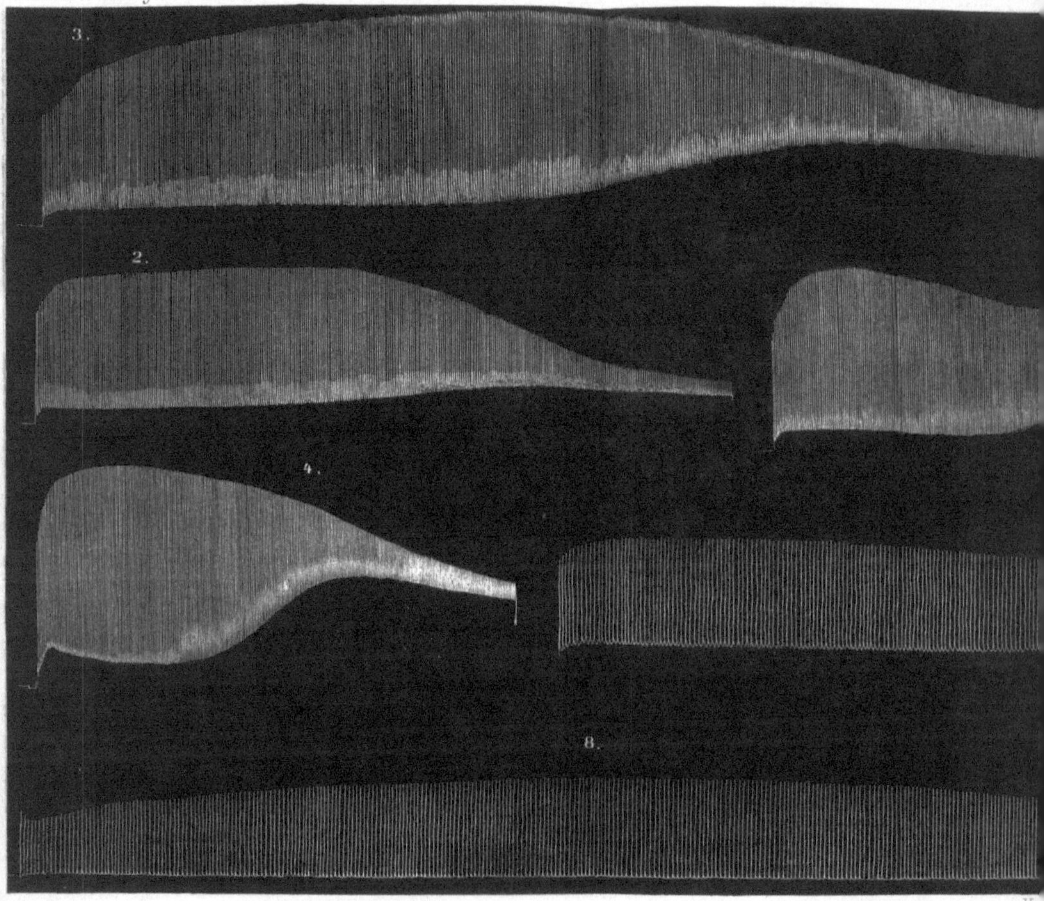

Ve

Taf I.

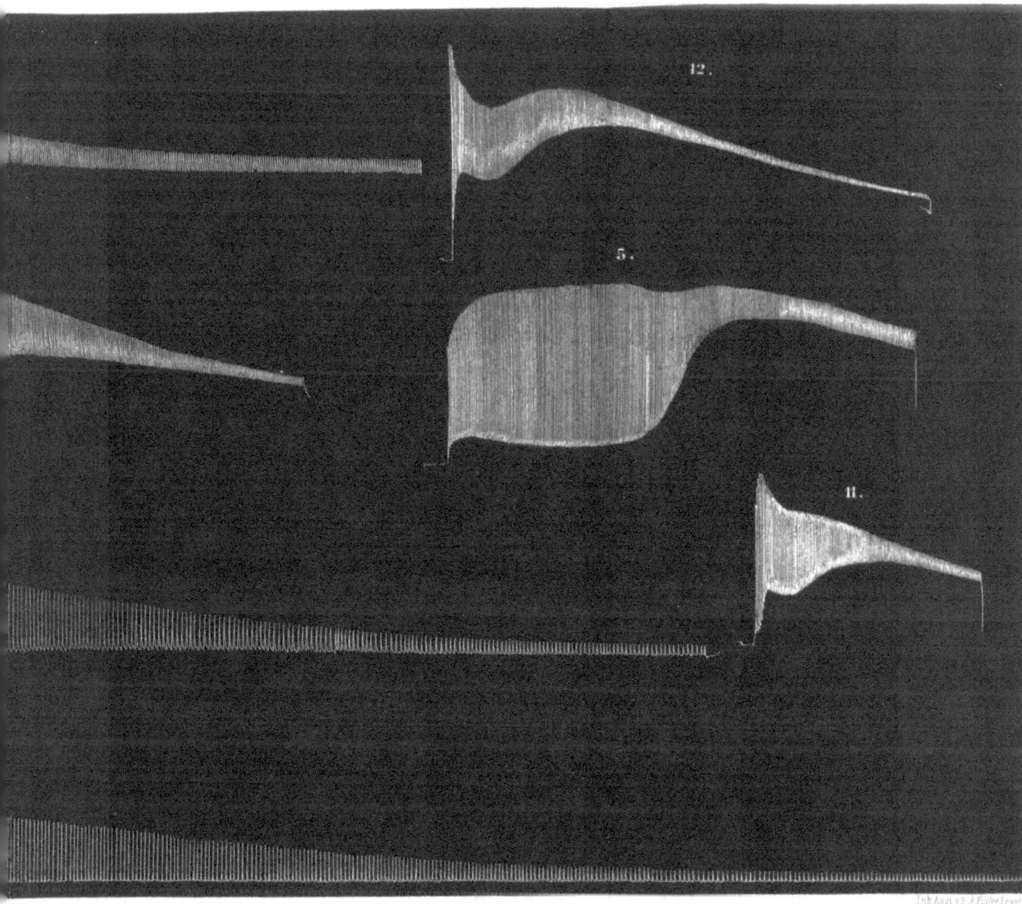

Lith Anst v E. A Funke, Leipzig

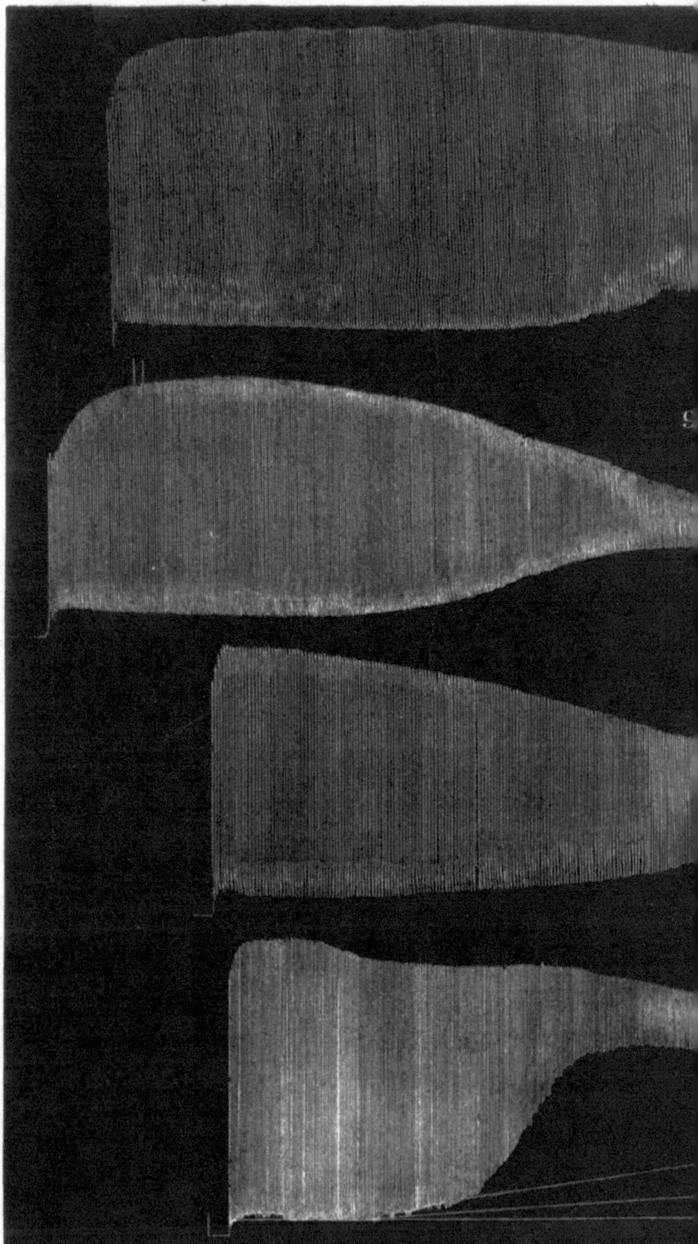

Verlag

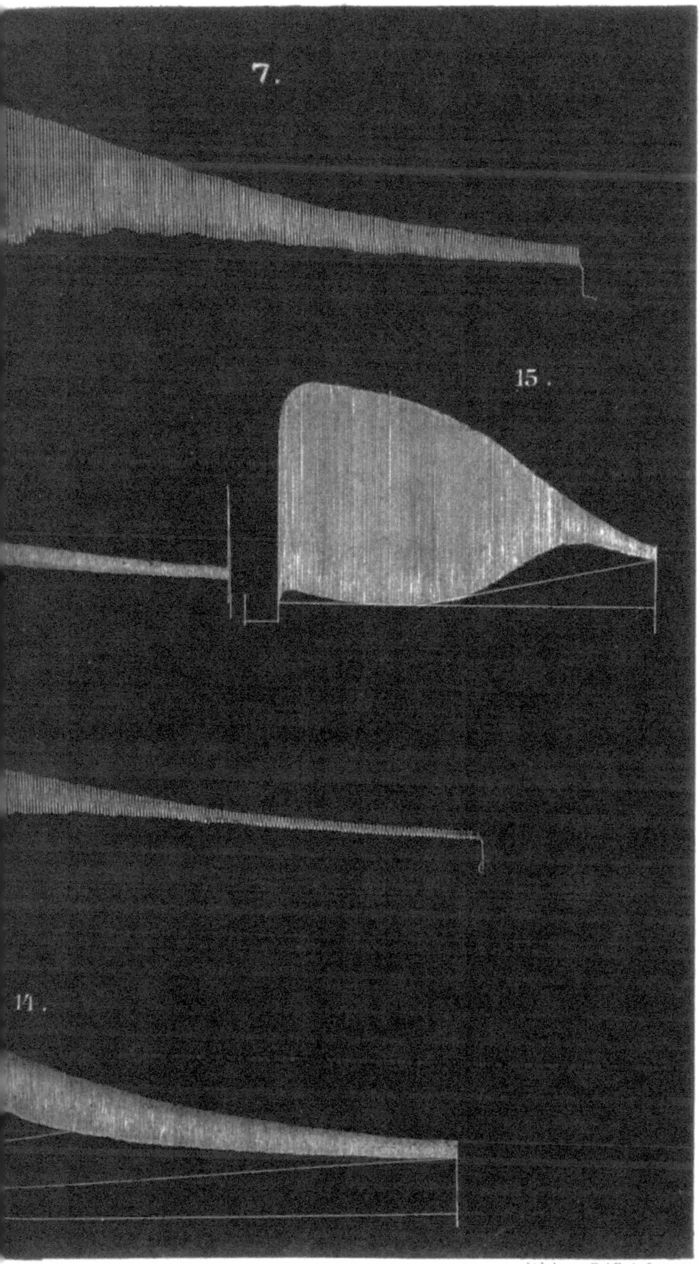

…zig

Lith. Anst. v E. A Funke, Leipzig.

FSC
www.fsc.org
MIX
Papier | Fördert gute Waldnutzung
FSC® C083411

Zeitfracht Medien GmbH
Ferdinand-Jühlke-Straße 7
99095 Erfurt, Deutschland
produktsicherheit@kolibri360.de